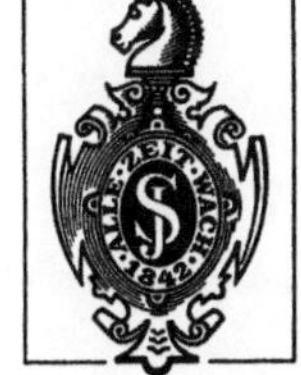

W. Tolksdorf

Der präoperative Streß

Mit 17 Abbildungen

Springer-Verlag
Berlin Heidelberg New York Tokyo

Priv.-Doz. Dr. Werner Tolksdorf
Institut für Anästhesiologie und Reanimation,
Fakultät für Klinische Medizin Mannheim
der Universität Heidelberg
Theodor-Kutzer-Ufer

D-6800 Mannheim

CIP-Kurztitelaufnahme der Deutschen Bibliothek
Tolksdorf, Werner: Der präoperative Streß
W. Tolksdorf −
Berlin; Heidelberg; New York; Tokyo: Springer, 1985
ISBN-13: 978-3-540-15019-0   e-ISBN-13: 978-3-642-70149-8
DOI: 10.1007/978-3-642-70149-8

Satz: v. Stark'sche Druckereigesellschaft mbH, Wiesbaden
Druck- und Bindearbeiten: Beltz, Offsetdruck, Hemsbach/Bergstraße
2119/3140-543210

*Für
Mimi, Till und Nina*

Geleitwort

Unter den medizinischen Spezialgebieten hat die Anästhesiologie in den letzten
drei Jahrzehnten eine der stürmischsten Entwicklungen genommen. Dies hat
bewirkt, daß operative Eingriffe, die vor Einführung der neuen Anästhesie-
techniken undenkbar waren, heute zur Selbstverständlichkeit klinischen Handelns geworden sind. Die Literatur ist gefüllt mit Berichten über neue Methoden
von Schmerzausschaltungsverfahren und Operationstechniken; die Ängste der
kranken Menschen vor diesen Maßnahmen finden hingegen nur in wenigen
Publikationen ihren Niederschlag.
Seit langem setzt sich Herr Dr. Tolksdorf wissenschaftlich mit dem Problem der
Angst vor operativen Eingriffen auseinander. Seine Untersuchungen haben
inzwischen breite Anerkennung gefunden. Nun legt er eine Monographie vor,
die einen umfassenden Überblick über dieses wichtige Forschungsgebiet
erlaubt.
Nicht nur Anästhesisten, sondern auch operativ tätige Ärzte erhalten damit die
Möglichkeit, den Einfluß präoperativer Störfaktoren auf die Verhaltensweise
des Kranken und ihre Auswirkungen auf den Gesamtorganismus besser
kennenzulernen. In vielen Beispielen wird demonstriert, welche Möglichkeiten
dem Arzt zur Verfügung stehen, die psychische Ausgangslage des Patienten zu
beurteilen. Das Buch vermittelt wertvolle Empfehlungen zur Reduktion
präoperativer Streßsituationen, die sich nicht allein auf medikamentöse
Maßnahmen beschränken, sondern auch die Ausschaltung der vielen Störfaktoren des klinischen Alltags zum Inhalt haben. Zwangsläufig wird dabei das
Problem der Risikoaufklärung vor Anästhesie und Operation berührt und die
vielen anderen Methoden zur Vorbereitung des Patienten auf den operativen
Eingriff.
Das Buch schließt damit eine seit langem bestehende Lücke in der medizinischen Literatur des deutschen Sprachraumes. Wenngleich es sich in erster Linie
an Anästhesisten und Operateure richtet, enthält es für jeden Arzt wertvolle
Hinweise für die Vorbereitung seiner Patienten auf den operativen Ein-
griff.
Möge dieses Buch zum Wohle aller Patienten eine weite Verbreitung finden und
darüber hinaus mit der Fülle seiner Aspekte viele jüngere Forscher zu weiteren
Studien anregen.

Mannheim, Februar 1985   Horst Lutz

Inhaltsverzeichnis

1 Der präoperative Streß

1.1 Streß und Stressoren
(emotionale und physiologische Reaktionen im Streß)

Der Begriff „Streß" wird heute sehr unterschiedlich verwendet, überraschend wird dieses Modewort nicht nur in der Umgangssprache, sondern auch in der wissenschaftlichen Literatur zur Beschreibung unterschiedlicher Phänomene angewendet, ohne zunächst definiert zu sein. Selye [184, 185] bezeichnet als Streß die Gesamtheit der physiologischen Mechanismen, mit deren Hilfe der Organismus versucht, schädliche Einwirkungen abzuwehren. Er bezeichnet allerdings auch den auslösenden Reiz bzw. die Reizsituation mit demselben Begriff „Streß". Um Begriffsverwirrungen zu vermeiden, wird im folgenden unterschieden zwischen Streß und den streßauslösenden Bedingungen, den Stressoren: Diese Unterscheidung sollte im Rahmen wissenschaftlicher Bearbeitungen des Phänomens Streß immer getroffen werden:

> **Definition**
> Unter *Streß* wird eine, von emotionellen Reaktionen begleitete Körperreaktion auf Stressoren verstanden.
> *Stressoren* sind Reize, die momentan oder zu einem früheren Zeitpunkt oder in einem früheren Zeitraum über die Sinnesorgane zum Gehirn gelangt sind und dort primär in der Großhirnrinde und sekundär im limbischen System Reaktionen ausgelöst haben [56].

Stressoren sind demnach die auslösenden Reize, die jedoch nur dann Streß auslösen, wenn das Bewußtsein erhalten ist und die physiologische Reaktion von einer emotionalen Reaktion begleitet ist. Diese Definitionen lassen es nicht zu, im Rahmen einer Allgemeinanästhesie, bestehend aus Analgesie, Hypnose, Muskelrelaxation und Reflexdämpfung, beim Setzen von Schmerzreizen (Stressoren) von Streß zu sprechen. Es erscheint auch in diesem Zusammenhang sinnvoll, zwischen auslösenden Reizen und resultierenden Reaktionen zu unterscheiden: Zum Streß fehlt hier das Bewußtsein!

Eine kurzdauernde Einwirkung von Stressoren wird vom Organismus mit Cannons Notfallreaktion beantwortet. Diese bereitet den Organismus bzw. das Individuum rasch auf Flucht oder Kampf vor. Die begleitenden Emotionen entsprechen den emotionalen Reaktionen der Verteidigung, wie beispielsweise,

Angst, Furcht, Zorn, Ärger, sthenische Affekte u. a. Diese Reaktion ist in physischen Gefahrensituationen außerordentlich sinnvoll.

Wirken Stressoren über längere Zeit ein, so geht Cannons Notfallreaktion in das allgemeine Adaptationssyndrom nach Selye über [184, 185]. Die emotionalen Reaktionen entsprechen hier stammesgeschichtlich denjenigen der Niederlage: depressive Verstimmung, Gefühl der Schwäche und des Ausgeliefertseins.

Die Körperreaktionen im Streß gehen vom Hypothalamus aus. Er hat enge nervöse Beziehung zum limbischen System und enge vaskuläre und humorale Beziehung zur Hypophyse. Er nimmt eine zentrale Stellung in der Regulation vegetativer und hormonaler Funktionen ein. Neuroanatomisch kann man im Hypothalamus 2 Ringschaltungen unterscheiden: den Hippocampus und den Nucleus amygdalae.

Cannons Notfallreaktion ist begleitet von einer Aktivitätssteigerung des sympathischen Nervensystems, ausgehend vom Nucleus amygdalae. Selyes „allgemeines Adaptationssyndrom" hingegen ist begleitet von einer Aktivitätssteigerung des Hypothalamus-Hypophysen-Nebennierenrinden-Systems (HHNNR-Systems), ausgehend von der Septumregion. Diese Mechanismen sind zumindest tierexperimentell relativ gesichert [19, 40, 104, 112, 124, 125, 138, 148, 149, 154, 174, 176].

1.2 Aktivitätssteigerung des sympathischen Nervensystems

Eine ansteigende Aktivität des sympathischen Nervensystems führt zu einem Anstieg der Katecholamine Adrenalin und Noradrenalin im Blut. Die Effekte sind im wesentlichen: Steigerung der Pulsfrequenz, des Herzminutenvolumens, des systolischen Blutdrucks, Vermehrung der Gehirn- und Muskeldurchblutung auf Kosten der Haut und der Eingeweide, Erweiterung der Bronchien durch Erschlaffung der Bronchialmuskulatur, Pupillenerweiterung, Piloarrektion und Verminderung der Darmperistaltik. Die Glykogenreserven der Leber werden mobilisiert, der Blutzuckerspiegel steigt, durch Steigerung der Lipolyse steigt der Spiegel der freien Fettsäuren im Blut. Außerdem ruft Adrenalin eine zentrale Aktivierung hervor [177]. Sehr interessant ist, daß die Katecholamine Adrenalin bzw. Noradrenalin durchaus unterschiedlich reagieren, abhängig von der emotionalen Reaktion im Streß: Durch Messung peripherer Kreislaufgrößen wurde bereits 1953 [6] vermutet, und durch Messung der Katecholamine 1975 [77] nachgewiesen, daß bei Furcht und Angst vorwiegend Noradrenalin ausgeschüttet wird, bei Ärger und Wut hingegen Adrenalin. Furcht und Angst sind verhaltensmäßig eher Flucht- oder Rückzugsreaktionen zuzuordnen, Ärger und Wut hingegen dem Angriff.

1.3 Aktivitätssteigerung
des Hypothalamus-Hypophysen-Nebennierenrinden-Systems

Selyes allgemeines Adaptationssyndrom hingegen geht mit einer Aktivitätssteigerung des HHNNR-Systems einher.

Die hypothalamischen Releasinghormone werden verstärkt zum Hypophysenvorderlappen befördert und bewirken dort eine Sekretion der Hypophysenvorderlappenhormone. Eine zentrale Stellung nimmt hierbei das adrenokortikotrope Hormon (ACTH) ein, welches in der Nebennierenrinde die Freigabe von Glukokortikoiden bewirkt. Diese besitzen neben ihrer energiemobilisierenden Wirkung auch Pathogenität: So kann es über eine Vermehrung der Motilität und Säureproduktion des Magens zu einer Schädigung der Magenschleimhaut und auf Dauer zur Bildung von Magengeschwüren kommen.

1.4 Die Bedeutung des Stresses im allgemeinen
und beim präoperativen Patienten

Welche Bedeutung haben diese Mechanismen nun für den menschlichen Streß allgemein und den präoperativen Streß im besonderen?

Eine Steigerung der Aktivität des symphatischen Nervensystems bei Zorn, Ärger, Angst, Furcht und sthenischen Affekten, d. h. Demonstrationen der Kraft, des Tatendrangs und bei starkem Willen zur Leistung, ist außerordentlich sinnvoll und mobilisiert die Kräfte, die notwendig sind zur Bewältigung der „gefährlichen" Situation. Streß ist sinnvoll zur aktiven Bewältigung aktueller Aufgaben, die physische Energie erfordern. Wo aber eine physische Energiemobilisierung nicht mehr zweckmäßig ist, beispielsweise dann, wenn ein Vortrag vor einem Auditorium zu halten, wenn eine Prüfung zu absolvieren ist oder aber wenn eine Anästhesie verabreicht werden soll, müssen diese Reaktionen als unphysiologisch, in manchen Fällen sogar pathophysiologisch und biologisch nicht mehr als sinnvoll angesehen werden. Interessant in diesem Zusammenhang ist ein kleiner Exkurs in die Sportphysiologie: Streßreaktionen laufen auch bei sportlicher Betätigung sinnvoll ab: so z. B. vor einem 100-m-Lauf, beim Fallschirmspringen u. a. Bei diesen physischen Belastungsformen wird die bereitgestellte Energie genutzt. Bei vorwiegend psychischer Belastung, wie sie im Sport beispielsweise bei Bobfahrern vorgefunden wird, wird bereitgestellte Energie physisch nicht genutzt. Bei Bobfahrern werden Herzfrequenzen bis zu 200/min gemessen. Bei ihnen fehlt jedoch der bei physischen Belastungen obligate Anstieg des somatotropen Hormons. Der Blutglukosespiegel ist erhöht, eine gesteigerte Lipolyse und Glykogenolyse wurden gemessen [56].

Während Sportler in der Regel trainiert und den physiologischen und psychischen Anforderungen gewachsen sind (auch dann, wenn wie bei Bobfahrern die bereitgestellte Energie nicht genutzt wird), kann dies bei präoperativen Patienten nicht vorausgesetzt werden. Ausgeprägte Streßreaktionen, beispielsweise extreme Anstiege von Blutdruck und Herzfrequenz mit resultierendem erhöhtem myokardialem Sauerstoffverbrauch, gefährden sicherlich viele Patienten, v. a. solche mit eingeschränkter Koronarreserve und Hypertoniker.

Treten neben den auslösenden Stressoren weitere hinzu oder wirken diese über längere Zeit ein, so steigt auch der Kortisolspiegel im Plasma als Ausdruck einer Aktivitätssteigerung des HHNNR-Systems an [56]. Dieser Mechanismus scheint auch in der präoperativen Situation relevant zu sein. Mehrere Autoren geben einen Anstieg der Plasmakortisolkonzentration in Angstsituationen an [46, 96, 140], andere hingegen finden keinen Zusammenhang zum Plasmakortisolspiegel [13, 15, 81, 111, 147, 222].

Die Suche nach Zusammenhängen zwischen Plasmakortisolspiegel und akuten Angstzuständen dürfte häufig negativ verlaufen, denn zum einen wäre eher ein Zusammenhang zwischen depressiver Verstimmung und dem Plasmakortisolspiegel zu erwarten oder aber der Zeitfaktor müßte berücksichtigt werden: So ist mit einer Aktivitätssteigerung des HHNNR-Systems v. a. bei längerdauernder Einwirkung von Stressoren zu rechnen. In diesem Fall konnte gezeigt werden, daß sich die Plasmakortisolspiegel im Verlauf einer mehrtägigen Wartezeit vor Operationen in Abhängigkeit von Angstabwehrmechanismen verändern: Personen mit ineffektiven Abwehrmechanismen wiesen höhere Plasmakortisolspiegel auf als Patienten mit effektiven Angstabwehrmechanismen [116].

Bevor auf die verschiedenen Streßkomponenten in der präoperativen Phase eingegangen wird, muß zunächst einmal geklärt werden, was in der präoperativen Situation zu Streß führt: Es sollen im nächsten Kapitel die bislang bekannten Stressoren auf ihre Relevanz für den präoperativen Streß betrachtet werden.

1.5 Zusammenfassung

Streß wird definiert als eine von emotionellen Reaktionen begleitete Körperreaktion auf Stressoren (Belastungsfaktoren). Es wird festgestellt, daß das erhaltene Bewußtsein Voraussetzung für die Verwendung des Begriffs Streß ist. Dabei müssen auslösende Bedingungen und Reaktionen getrennt werden. Die emotionalen Reaktionen können vielfältig sein. Präoperativ dominieren Angst, Depression und Asthenie. Die physiologischen Reaktionen beinhalten im wesentlichen Aktivitätssteigerungen des sympathischen Nervensystems und des HHNNR-Systems. Streß ist notwendig zum Überleben, da die Voraussetzungen zur Bewältigung von Problemen geschaffen werden. Er kann jedoch auch gefährlich werden.

2 Die präoperativen Stressoren — theoretische Überlegungen

Wenn präoperative Patienten im Streß sind, so erhebt sich die Frage nach den Stressoren, die in der präoperativen Situation vorhanden und wirksam sind. Es kann grundsätzlich unterschieden werden zwischen äußeren Stressoren, Reizen, die zu einer Deprivation primärer Bedürfnisse führen, sozialen Stressoren, Leistungsstressoren und anderen Stressoren, die sich nicht in diese Gruppen einordnen lassen [113].

2.1 Äußere Stressoren

Zu den *äußeren Stressoren* zählen u. a. Überflutung mit Lärm, Licht, Vibration, Entzug sensorischer Information (sensorische Deprivation), Schmerz und reale oder simulierte Gefahrensituationen (z. B. Operationen). Äußere Stressoren sind in der präoperativen Situation vielfach vorhanden: Die Lärmbelastung im Krankenhaus ist in der Regel größer als zu Hause. Lärmverursacher sind im wesentlichen das Personal, Mitpatienten sowie medizinische und andere Geräte. Auch wenn die Intensität zumeist tolerierbar ist, so ist doch der ungewohnte Lärm bzw. Geräuschcharakter belastend: Es sei an dieser Stelle nur auf die akustischen Signale von Monitoren oder das Klappern beim Richten von Operationsinstrumenten hingewiesen. Auch extreme Lichtreize (Operationslampen) können zu Streß führen.

Der *Entzug sensorischer Information*, besonders bedeutsam in der Intensivmedizin (fehlender Tag-Nacht-Rhythmus, Desorientiertsein in Ort und Zeit) spielt als Stressor in der präoperativen Phase zumindestens bei bewußtseinsklaren Patienten vor elektiven Eingriffen eine untergeordnete Rolle im Gegensatz zur unmittelbaren postoperativen Phase bei nahezu obligatem Überhang von Narkotika.

Schmerz ist in der präoperativen Phase gewiß kein obligater, aber auch kein selten vorkommender Stressor. Manche operationsbedürftige Erkrankungen gehen mit Schmerzen einher. Schmerzen sind ein wichtiges, diagnostisches Kriterium, doch nach der Diagnosestellung verlieren sie ihren Sinn, d. h. sie bedürfen der Behandlung. Abhängig von der Schmerzursache kommen in der Regel einfache Analgetika, Spasmolytika, aber auch Opioide und nicht zuletzt Leitungsanästhesien zur Anwendung. Die im Rahmen der Prämedikation häufig routinemäßig verabreichten Opioide (z. B. Pethidin, Fentanyl, Thalamonal) sind bei schweren

Schmerzzuständen meist unzureichend dosiert und bei nicht vorhandenen Schmerzen in der Mehrzahl der Fälle sinnlos.

Reale Schmerzen sind als Stressoren wohlbekannt, zu erwartende Schmerzen stellen jedoch präoperativ ebenfalls einen Stressor dar. Intra- und postoperative Schmerzen gehören zu den am häufigsten geäußerten Angstursachen präoperativer Patienten [59, 180].

Reale oder simulierte Gefahrensituationen als Stressoren: Jede Anästhesie und Operation stellt eine Gefahrensituation dar. So besteht beispielsweise die Möglichkeit des Anästhesiezwischenfalls mit tödlichem Ausgang oder bleibender Schädigung. Diese Gefahr wird mit zunehmender Diskussion in der Öffentlichkeit den Patienten bewußter. Obgleich anästhesiebedingte Zwischenfälle und Mortalität als sehr gering einzuschätzen sind, ist im präoperativen anästhesiologischen Gespräch mit dem Patienten dieses Problem fast zum Mittelpunkt geworden. Ein wesentlicher Beitrag zu dieser Entwicklung ist die forensische Verpflichtung zur Risikoaufklärung (s. Kap. 11.1.2).

Die Häufigkeit von Zwischenfällen und die Mortalität ist von verschiedenen Faktoren von seiten des Patienten, im wesentlichen aber von bestehenden Vorerkrankungen abhängig. Es gibt Hinweise dafür, daß auch die Krankengeschichte, d. h. Vorerkrankungen in der Anamnese, stattgehabte Anästhesien u. a. im Zusammenhang mit präoperativem Streß stehen. Mit der Anästhesie sind jedoch nicht nur körperliche Gefahren verbunden: Der narkoseimmanente Bewußtseinsverlust und das Gefühl des Verlustes der Selbstkontrolle führen bei einigen Patienten zu Ängsten bzw. Befürchtungen, beispielsweise Geheimnisse in der Narkose auszuplaudern. Gerade der Verlust der Selbstkontrolle wird von manchen Patienten als besonders belastend empfunden.

Selbstverständlich beinhaltet auch die bevorstehende Operation Gefahrenmomente. So bedeutet jeder chirurgische Eingriff einen Eingriff in die Körperintegrität, in das sog. „body image". Eine Veränderung des „body image" kann als Bedrohung empfunden werden. Selbstverständlich können auch chirurgische Komplikationen als mögliche Gefahren angesehen werden.

Schließlich stellt die Erkrankung selbst einen Gefahrenreiz dar: Handelt es sich um einen vorübergehenden Zustand, oder ist sie existenzbedrohend? Stellt sich während der Operation eine bösartige Erkrankung heraus?

Krankheit, Anästhesie und Operation beinhalten eine Vielzahl von Gefahrenreizen, die als Stressoren wirksam werden.

2.2 Reize, die zur Deprivation primärer Bedürfnisse führen

Dazu gehören *Nahrungs- und Wasserentzug.* Der präoperative Patient muß nüchtern sein, somit stellen diese Entzüge obligate Stressoren dar. Geschieht der Nahrungsentzug einmalig, so ist er nicht überzubewerten, insbesondere wenn die Operation am frühen Morgen stattfindet. Erfolgt die Operation jedoch zu einem späteren Zeitpunkt, am Nachmittag oder gar gegen Abend, so führt die Nüchternheit zu einer erheblichen Belastung für den Patienten. Wird die Operation dann gar auf den

6

nächsten Tag verschoben, so muß der Patient erneut nüchtern bleiben, eine nicht zu unterschätzende Belastung. Erkrankungen, die mit Nahrungs- und Flüssigkeitskarenz aus therapeutischen Gründen einhergehen, stellen heute ein weitaus geringeres Problem dar als noch vor wenigen Jahren, wo die Möglichkeiten der parenteralen Ernährung sehr limitiert waren.

Für *schlechten präoperativen Schlaf* sind mehrere Faktoren verantwortlich: Zunächst gehen Krankheiten bereits häufig mit Schlafstörungen als Krankheitssymptom einher. Die ungewohnte Umgebung Krankenhaus, Mehrbettzimmer, fremde Mitpatienten, nächtliche Störungen durch Patienten oder Schwestern, frühes Wecken und, präoperativ, Nachdenken und Grübeln über die bevorstehende Operation sind Gründe für Schlafstörungen. Viele dieser Faktoren beschränken sich nicht auf den präoperativen Patienten, sondern betreffen Krankenhauspatienten allgemein. Vielfach sind die Probleme organisatorischer Art und können vermieden werden.

Die Deprivation *von Bewegung und Aktivität* ist ein Stressòr, der in der unmittelbaren präoperativen Phase obligat ist. Es ist dem präoperativen Patienten dann, wenn er zum OP transportiert wird, nicht mehr gestattet, sich ungehindert zu bewegen, beispielsweise aufzustehen, umherzugehen, motorisch aktiv zu sein. Gerade aber die motorische Aktivität scheint eine wesentliche Möglichkeit der Streßreduktion darzustellen. Bei nicht prämedizierten Patienten sind die physiologischen Streßparameter dann geringer ausgeprägt, wenn spezielle motorische, beobachtbare Streßparameter vorhanden sind [109]. Einen ausgeprägten Stressor scheint die medikamentöse Ruhigstellung bei gleichzeitiger zunehmender Angst darzustellen. Dies wird beispielsweise mit Droperidol oder Thalamonal erreicht, weshalb auf diese Substanzen bzw. eine Kombination zur Prämedikation verzichtet werden sollte (s. Kap. 11).

Temperaturkonstanz ist präoperativ zumeist gegeben. Fieberhafte Erkrankungen werden mit fiebersenkender Medikation und/oder Antibiotika zumeist ausreichend therapiert.

Es sollte jedoch auch bedacht werden, daß Patienten vor Operationen meist leicht bekleidet sind, auf dem Operationstisch nur mit einem Tuch bedeckt sind und wegen der gering gehaltenen Temperatur im OP-Trakt häufig frieren. Dies gilt um so mehr, je länger die Wartezeiten in diesen Räumen sind.

2.3 Soziale Stressoren

Soziale Stressoren sind im Krankenhaus und in der präoperativen Situation obligat vorhanden. Die soziale Isolation ist durch das temporäre Verlassen der gewohnten Umgebung mit den dazugehörigen Menschen bedingt. Die Möglichkeit, zu bestimmten Zeiten besucht zu werden, kann das Gefühl der Isolation nur wenig beeinflussen. Es ist da besonders ausgeprägt, wo aus medizinischer Indikation jeder Kontakt mit Personen des täglichen Lebens vermieden werden muß. Bei ambulanten Operationen scheint dieser Stressor eine geringere Rolle zu spielen.

Die Krankheit, die Krankenhausstrukturen, der plötzliche Wechsel des Lebensraumes und das Zusammenleben mit Menschen (Patienten, Pflegepersonal, Ärzte u. a.), die sich der Patient nicht aussuchen kann, sind ein guter Nährboden für interpersonale Konflikte. Abhängig von der Persönlichkeit des Kranken, seiner Integrationsfähigkeit und seiner Fähigkeit, den Zustand der Hilflosigkeit und des Ausgeliefertseins zu bewältigen, können mehr oder weniger Konflikte mit Personen seiner neuen Umgebung entstehen. Da v. a. der Patient unvorbereitet in diese Situation gerät, ist hier die Integrationsfähigkeit des Personals ganz besonders gefordert. Auch die notwendige Änderung von Lebensgewohnheiten ist in der präoperativen Phase als Stressor wirksam. Das Leben mit der Krankheit und im Krankenhaus unterscheidet sich grundsätzlich vom Leben in gesundem Zustand in der gewohnten Umgebung.

Besonders belastend wird die soziale Isolation dann empfunden, wenn sie die eigenen Angehörigen betrifft. Die Anwesenheit vertrauter Personen in der präoperativen Phase wird gewiß häufig als angenehm und beruhigend empfunden. Es ist bekannt, daß schwierige Situationen im menschlichen Leben häufig gemeinsam mit nächsten Angehörigen bzw. Vertrauten besser und erfolgreicher bestanden werden als allein. Der gerade für Kinder bedeutsame Stressor, Isolation von den Eltern, wurde längst erkannt und durch organisatorische Veränderungen und kinderfreundlichere Einstellung weitgehend aus dem Krankenhaus verbannt.

2.4 Leistungsstressoren

Obgleich Leistungsstressoren eher im Zusammenhang mit Schulleistung oder Leistungen im Beruf gesehen und erforscht wurden, soll ein Aspekt des präoperativen Patienten auch unter diesem Gesichtspunkt betrachtet werden: Kranksein und Hospitalisiertsein bedeutet auch, nicht leistungsfähig zu sein. Besonders Patienten, die im Berufsleben stehen und Verantwortung für ihre Familie tragen, können, v. a. in wirtschaftlich schlechten Zeiten, einem Leistungsdruck ausgesetzt sein, nämlich dem Druck, die Krankheit möglichst bald zu überwinden, wieder arbeitsfähig zu werden.

In Ländern, in denen das soziale Netz weitmaschiger gespannt ist, biespielsweise in den USA, wird deshalb die Angst vor finanziellen Einbußen von präoperativen Patienten sehr häufig als Stressor genannt.

2.5 Andere Stressoren

In der präoperativen Situation können noch andere streßauslösende Faktoren ebenfalls bedeutsam sein. Konflikte können in bezug auf die Operationsindikation auftreten: Lasse ich mich operieren oder nicht? Diese Frage stellt sich mit Sicherheit bei kosmetischen Operationen oder Operationen mit unsicherem Operationsergebnis, wenn alternativ eine konservative Behandlungsmöglichkeit besteht, und bei anderen Eingriffen, die nicht unbedingt lebensnotwendig sind. Auch die Entscheidung für ein Anästhesieverfahren kann konfliktreich sein: Wähle ich eine Allgemeinanästhesie mit höherem Risiko, aber besserem Komfort, oder eine Regionalanästhesie mit geringerem Risiko und nehme dabei das erhaltene Bewußtsein in Kauf? Konflikte dieser Art sind präoperativ häufig.

Die Ungewißheit über zukünftige Ereignisse ist ein ebenfalls fast obligater Stressor. Die Ungewißheit kann einerseits die Zeit nach der Operation betreffen und umfaßt den gesamten Komplex des unsicheren Anästhesie- und Operationsausgangs aufgrund von Komplikationsmöglichkeiten sowie die Möglichkeit, an einer inoperablen Erkrankung zu leiden. Sie umfaßt auch das Problem des „Lebens danach", beispielsweise nach Mammaamputationen, bei der Notwendigkeit des Anlegens eines Anus praeter bei allen Eingriffen, die das Körperschema erheblich verändern und mit ihm die Lebensumstände.

Die Ungewißheit betrifft jedoch häufig auch die Ereignisse vor der Anästhesieeinleitung: Was wird mit mir geschehen, wie sieht es da aus, wo man mich hinbringt, werde ich allein sein, wird es weh tun und andere Fragen mehr tauchen auf.

2.6 Zusammenfassung

Es kann zusammenfassend festgehalten werden, daß nahezu alle bislang bekannten Stressoren auf den präoperativen Patienten einwirken. Sie alle können in unterschiedlichem Ausmaß für den präoperativen Streß verantwortlich sein. Ihre Kenntnis ist besonders wichtig, wenn es das Anliegen der behandelnden Ärzte ist, den präoperativen Streß zu mindern, denn viele Stressoren sind vermeidbar! Auf die Möglichkeit der Vermeidung von Stressoren wird in Kap. 11 hingewiesen.

3 Die präoperativen Stressoren
Ergebnisse von Patientenbefragungen
Konsequenzen für Anästhesist und Operateur

3.1 Stressoren der 50er Jahre

1954 ermittelte Körner [118] auf der Grundlage einer Befragung von 600 präoperativen Patienten während 18 Monaten eine Reihe von Furcht- oder Angstmotiven im Zusammenhang mit Anästhesie und Operation.

3.1.1 Operationsvorbereitungen

Hier wurden insbesondere Spritzen (Injektionen), Magenspülungen und andere, v. a. körperlich unangenehm empfundene Maßnahmen als Furchtinhalte genannt.

3.1.2 Narkose

Es ist interessant, daß vor nun genau 30 Jahren das Ausplaudern von Geheimnissen während der Narkose viele Patienten beschäftigte. Nach meiner Erfahrung und auch nach jüngeren Ergebnissen von Emmerich et al. [59] kommt dieser Befürchtung heute keine Bedeutung mehr zu. Offenbar wurde die Narkose damals doch mehr mit der Hypnose und in diesem Zusammenhang mit den fragwürdigen Praktiken von Jahrmarktshypnotiseuren in Zusammenhang gebracht. Zumindest muß man sich unter Narkose einen hypnotischen Zustand vorgestellt haben, in dem es dem Narkotiseur möglich war, ohne Wissen des Patienten diesem seine innersten Geheimnisse zu entlocken. Die bessere und breitere Aufklärung der Patienten heute und die damit verbundene bessere Vorstellung darüber, was Narkose ist, ließ wohl die konkrete Befürchtung des Ausplauderns von Geheimnissen in den Hintergrund treten. Was jedoch geblieben ist, ist das unumgängliche Gefühl des Ausgeliefert-seins, des Selbstkontrollverlustes, der vielfach äußerst unangenehm empfunden wird. Die Tatsache, daß sich auf dem Mannheimer Erhebungsbogen der subjektiven Befindlichkeit ein Faktor „Asthenie" extrahieren ließ, unterstreicht die Bedeutung des Gefühls der Schwäche und des Ausgeliefertseins in der präoperativen Phase [205].

Maßnahmen der Narkoseeinleitung wurden ebenfalls als angstinduzierend beschrieben: Im Vordergrund standen damals bei Narkoseeinleitung per inhalationem Erstickungsgefühle unter der Maske und die unangenehmen lokalen

Nebenwirkungen des Äthers. Aber auch damals wurden Injektionen, beispielsweise zur intramuskulären Prämedikation oder aber zur intravenösen Anästhesieeinleitung, belastend empfunden. Dies sollte für uns Anlaß sein, diese Belastungsfaktoren zu minimieren: Die Prämedikation per os oder mittels Suppositorien, neuerdings auch transdermal, sowie das Setzen einer Hautquaddel vor Einführung der intravenösen Verweilkanüle sind Ansätze in Richtung einer streßärmeren präoperativen Phase.

Schmerzen während der Operation durch zu frühen Operationsbeginn, zu frühes Erwachen aus der Narkose sowie Erwachen während der Narkose wurden häufig befürchtet. Auch Todesängste wurden von den Patienten angegeben: Nicht selten befürchteten die Patienten, nicht mehr aus der Narkose aufzuwachen.

Es sollte dem Anästhesisten heute weitgehend möglich sein, diese Befürchtungen im präoperativen Gespräch auszuräumen. Voraussetzung hierfür ist natürlich das Eingehen auf die konkreten Probleme des Patienten. Der Anästhesist kann Befürchtungen nicht ausräumen, die er nicht kennt, und er kann sie nur kennenlernen, wenn er danach fragt. Außerdem muß er natürlich täglich beweisen, daß er in der Lage ist, den Patienten für die Dauer der Operation schmerzfrei zu halten.

Die Todesängste des Patienten können jedoch nicht vollständig ausgeräumt werden. Es existiert eine Anästhesiemortalität. Über diese muß aus forensischen Gründen aufgeklärt werden. Bedauerlicherweise wird jedoch die Komplikationshäufigkeit auch durch die zunehmende öffentliche Diskussion überschätzt. Hier ist es die Persönlichkeit des Anästhesisten und sein Geschick im Umgang mit dem Patienten und in der Gesprächsführung, die zur Streßreduktion, manchmal allerdings auch zur Streßinduktion beitragen können.

Im Zusammenhang mit der Narkose wurden auch Narkosefolgen, wie beispielsweise das Erbrechen, als Belastungsfaktoren genannt. Postoperativem Erbrechen kann durch Gabe antiemetischer Substanzen weitgehend vorgebeugt werden, ganz vermeidbar ist es jedoch nicht. Einen wesentlichen Schritt nach vorn stellt jedoch die erst kürzlich entwickelte transdermale Scopolaminapplikation dar: Opiatbedingtes postoperatives Erbrechen kann hiermit nahezu vollständig vermieden werden (eigene, bislang nicht veröffentlichte Ergebnisse).

3.1.3 Nachbehandlung

Neben Befürchtungen, die die Narkose betrafen, stellten auch Maßnahmen der Nachbehandlung wichtige Furchtmotive dar. Im Vordergrund standen die Furcht vor Schmerzen beim Verbandswechsel sowie beim Fädenziehen. Auch diese Befürchtungen können selbstverständlich weitgehend ausgeräumt werden: Schmerzhafte Verbandswechsel können in Anästhesie oder aber unter ausreichendem analgetischen Schutz durchgeführt werden. Die ehrliche Aufklärung des Patienten darüber, daß Fädenziehen durchaus unangenehm ist, jedoch in der Regel durch Gabe von Analgetika keine wesentliche Erleichterung geschaffen werden kann, wird dem Patienten helfen, diese Maßnahme besser zu bewältigen.

3.1.4 Operationsfolgen

Bestimmte Operationsfolgen stellen erhebliche präoperative Belastungsfaktoren
dar. Die präoperative Auseinandersetzung des Patienten mit der Tatsache, daß er
nach der Operation einen Anus praeter haben wird, die Ungewißheit oder gar
Gewißheit, daß der Probeexzision aus der Mamma eine Ablatio mammae bereits in
derselben Sitzung folgen wird, die Auseinandersetzung damit, daß die Operation
den Verlust eines Beines nach sich ziehen wird, sind wesentliche Ursachen des
präoperativen Stresses. Es ist wichtig, die Bedeutsamkeit dieser Stressoren zu
kennen und dem Patienten Hilfestellungen zu geben, mit ihnen fertig zu werden.
Voraussetzung hierfür ist das offene Gespräch der Ärzte mit dem Patienten, das
Schaffen eines Vertrauensverhältnisses. Häufig ist es wichtig, Perspektiven zu
geben, z. B. Informationen über die heute hervorragenden Möglichkeiten des
prothetischen Ersatzes (z. B. Badeanzüge für Frauen nach Ablatio mammae,
Extremitätenprothesen usw.).

3.1.5 Krebsfurcht

Die Krebsfurcht spielte in der Untersuchung Körners [118] eine herausragende
Rolle. Die Krebsfurcht beinhaltet nicht nur die Furcht vor baldigem Tod, sondern
auch die Furcht vor Siechtum und Schmerzen. Auch wenn die präoperativen
Befürchtungen, an einer bösartigen Geschwulst zu leiden, bei entsprechendem
Verdacht vielfach nicht ausgeräumt werden können, scheint es auch hier dennoch
möglich zu sein, durch die Besprechung der am meisten belastenden Befürchtungsinhalte den präoperativen Streß zu minimieren.

3.2 Stressoren der 80er Jahre

In einer neueren Untersuchung von Emmerich et al. [59] konnte gezeigt werden, daß
dem Anästhesisten in der präoperativen Phase eine außerordentliche Bedeutung im
Sinne einer Streßreduktion zukommt. Die Autoren stellten durch Befragung von 353
Patienten fest, daß präoperative Ängste in 31% der Fälle vollständig und in 45%
teilweise durch das Prämedikationsgespräch ausgeräumt werden konnten. Bei jedem
4. Patienten gelang dies jedoch nicht. In dieser Untersuchung, die bei unfallchir-
urgischen und orthopädischen Patienten durchgeführt wurde, wurden auch letztmals
Angst- bzw. Furchtursachen eruiert. Die Befürchtungen betrafen in der Reihen-
folge: Schmerzen bei der Operation (19%), bleibende gesundheitliche Schäden
(17,6%), Tod (16,7%), psychischer Streß (12,5%), Mißempfindungen bei der
Anästhesieeinleitung (8.8%), Hilflosigkeit (8,5%), zu frühes Aufwachen (4,6%)
und andere nicht näher bestimmbare Ängste (12,5%). Ängste, die die Operation
betrafen, waren häufiger als die Anästhesie betreffende Ängste. Die Ängste
betrafen außerdem häufiger Verfahren der Regionalanästhesie (47%) als Verfahren
der Allgemeinanästhesie (37%). Bei der Beurteilung dieser Ergebnisse muß

selbstverständlich das nicht repräsentative Krankengut berücksichtigt werden. Eigene Untersuchungen ergaben, daß orthopädische bzw. unfallchirurgische Patienten insgesamt weniger psychisch belastet sind als andere, beispielsweise gynäkologisch-onkologische Patientengruppen [205].

3.3 Stressoren im Spiegel der angloamerikanischen Literatur

Es ist interessant, Angst- und Befürchtungsinhalte und inzidenzen im Verlauf der Jahre außerhalb des deutschsprachigen Raumes, insbesondere im angloamerikanischen Sprachraum, zu verfolgen.

1958 ermittelten Corman et al. [33] eine präoperative Angstinzidenz von 80% bei 43 Patienten. Die Autoren fanden keine Zusammenhänge zwischen präoperativer Angst und Alter, Geschlecht, Rasse, Religion, Art der Operation und Häufigkeit von Komplikationen.

1962 untersuchten Sheffer u. Greifenstein [188] 100 Patienten, die sich innerhalb der letzten 10 Tage einer Operation unterzogen hatten. 92% der Patienten gaben an, Anzeichen von Angst bemerkt zu haben, 62% hätten sie jedoch verleugnet. 58% empfanden die Operation als „unpleasant", hiervon 29% die Äthernarkose, 15% die Regionalanästhesie, 14% die Infiltrationsanästhesie. Als Furchtmotive wurden das Gefühl der Hilflosigkeit, die Möglichkeit des Todes und die Narkoseeinleitung mit Äther genannt.

1966 ermittelte Carnevali [27] bei 81 Patienten folgende spezifischen Ängste: 71% hatten Angst vor Schmerzen und körperlichen Beschwerden, 65% vor dem Unbekannten, das sie erwartete, 27% vor der Verletzung des Körpers, 24% beängstigte die Hospitalisation, 21% befürchteten das Sterben, 19% eine Unterbrechung ihrer Zukunftspläne, 16% Kontrollverlust über sich selbst, 9% gaben die Furcht vor finanziellen Nachteilen an.

1967 befragten und beurteilten Norris u. Baird [158] aufgrund von Verhaltensbeobachtungen 500 Patienten beiderlei Geschlechts am Abend vor der Operation. Etwa 60% wurden als ängstlich ermittelt, signifikant ängstlicher waren Frauen als Männer, Frauen mit weniger als 70 kg Körpergewicht als Frauen mit einem Körpergewicht von mehr als 70 kg und Patienten mit bereits länger dauernder ärztlicher Behandlung. Angstursachen konnten nur wenige Patienten angeben, 22% nannten die allgemeine Situation, 15% die Operation, 12% ihren Gesundheitszustand, je 11% die Trennung von der Familie und die Ungewißheit über ihre gegenwärtige Lage. Weiter folgten die Angst vor der Narkose, vor postoperativen Beschwerden, vor Krebs und vor Injektionen.

1973 ergab eine Untersuchung von Ramsay [171] eine Inzidenz der präoperativen Angst von 73%. Von 382 Patienten der Allgemeinchirurgie gaben nach Interviews und Beobachtungen 62% Angst vor der Narkose, 15% Angst vor dem eigentlichen operativen Eingriff an. In einem geringeren Prozentsatz wurden Krebs, Ungewißheit vor zukünftigen Ereignissen und das Entblößtsein im Operationssaal als Angstursache angegeben. Statistisch bedeutsam war der Zusammenhang zwischen Lebensalter und Angst: Bei Patienten bis zu 24 Jahren und bei Patienten über 60 Jahren war

die Inzidenz weitaus geringer als in der mittleren Altersgruppe. Keinen Einfluß hatte
der Umfang des operativen Eingriffs. Hinsichtlich spezifischer Narkoseängste wurde
folgende Verteilung ermittelt: Unter den Patienten mit Narkosevorerfahrungen,
deren letzte Narkose mehr als 10 Jahre zurücklag, waren mehr ängstlich als in der
Gruppe, die innerhalb der letzten 10 Jahre eine Narkose erhalten hatten. Hinsichtlich
der Prognose waren alle Krebspatienten in der Hochangstgruppe zu finden.

1974 untersuchten Bodley et al. [14] 28 Patienten mit einem Angstfragebogen
und einem Repertorytest. 21 Patienten hatten Angst vor dem operativen Eingriff, 28
Patienten vor der Narkose. Diese Ängste waren gepaart mit Hilflosigkeit, Angst vor
Kontrollverlust und Angst vor dem Sterben. Narkoseärzte wurden weniger
vertrauensvoll gesehen als Chirurgen. Für 19 Patienten waren Schmerzen als
Angstgrund bedeutsam. Patienten, die die Trennung von der Familie als besonders
schmerzhaft empfanden, erschienen wegen der Operation am meisten beunruhigt.
Den Autoren fiel auf, daß familiäre Schwierigkeiten vor einer Operation aggraviert
werden und angstauslösend sein können.

1975 ermittelte Ryan [175] bei 150 Patienten die präoperative Angst am Tag vor
der Operation mit Hilfe eines Angstfragebogens. Die Inzidenz lag bei 87%, die 16-
bis 30jährigen waren angstvoller als die anderen Altersgruppen. Krebsangst lag bei
30% der Patienten vor, Narkoseangst bei 25%, 17% hatten Angst vor der
Operation, 9% vor postoperativen Schmerzen.

3.4 Zusammenfassende Betrachtung
der präoperativen Stressoren

Obgleich die Untersuchungsmethoden, die Prozentzahlen und die Inhalte der
einzelnen Untersuchungen sehr differieren, können doch Gemeinsamkeiten gefunden werden. Zunächst einmal wird von nahezu allen Autoren Angst bzw. Furcht vor
Operationen untersucht. Diese wird somit wohl für die wesentlichste präoperative
Emotion gehalten. Dennoch finden sich auch Hinweise auf andere bedeutsame
Emotionen, die unter den Begriffen „Depressivität" und „Asthenie" subsummiert
werden können. Die Angst bzw. Furchtinhalte unterscheiden sich in den
verschiedenen Sprachräumen nicht wesentlich voneinander. Im angloamerikanischen Sprachraum scheinen Befürchtungen, die sich auf die finanzielle und
berufliche Situation beziehen, häufiger geäußert zu werden als im deutschsprachigen
Raum. Möglicherweise spricht man beispielsweise in den USA auch eher darüber als
in der Bundesrepublik Deutschland: So konnte in eigenen Untersuchungen
festgestellt werden, daß ähnlich den Ergebnissen von Ramsay [171] Patienten
mittleren Lebensalters präoperativ ein schlechteres psychisches Befinden aufweisen,
was (spekulativ) mit der weitreichenden Verantwortung dieser Patientengruppe für
ihre Familie und den Beruf in Zusammenhang gebracht wurde [205].

4 Psychoanalytisch orientierte Betrachtungen zum präoperativen Streß

Den Leser mag und sollte die scheinbar wahllose Verwendung der Begriffe Angst, Furcht und sogar Streß verwirrt haben. Sie wurden bewußt im vorausgehenden Kapitel ohne weitere Erläuterung und ohne Definition verwendet. Spätestens wenn Streß, und hier v. a. die emotionale Komponente im Streß, wissenschaftlich untersucht werden soll, muß man sich zunächst darüber einig sein, was überhaupt untersucht werden soll. Zu den ersten Autoren, die sich mit der, man würde sagen, vorwissenschaftlichen Psychologie vor Operationen auseinandergesetzt haben, gehören Menninger [151] und Deutsch [43].

4.1 Die psychoanalytischen Ergebnisse von Deutsch zu Anästhesie und Operation

Die Psychoanalytikerin Deutsch betonte v. a. 4 Aspekte, die bei der Betrachtung der psychischen Reaktionen vor Operationen miteinbezogen werden müssen:

1. Die Persönlichkeits- und Neurosenstruktur des Patienten, ebenso die psychische Situation, die der Operation vorausgeht;
2. der Eingriff selbst, d. h. welche reale und symbolische Bedeutung das zu operierende Organ für den Patienten hat;
3. die postoperativen Reaktionen;
4. die emotionale Beziehung des Patienten zum Chirurgen.

Dies sind klare Aussagen, die, oberflächlich betrachtet, auch heute überzeugen. Wird jedoch bedacht, daß diese Aussagen auf Befunde zurückzuführen sind, die Deutsch [43] bei ihrem psychoanalytischen Klientel gewann, so sind sie für den wissenschaftlich orientierten Betrachter nicht mehr akzeptabel. Dennoch sollte man sich hüten, der Autorin unrecht zu tun, denn immerhin beinhalten ihre Erkenntnisse tatsächlich die wesentlichsten psychischen Aspekte des operativen Patienten. Ihr fiel auf, daß ihre (psychoanalytischen) Patienten z. T. bereits mehrere Operationen hinter sich hatten, die Operationsinzidenz während der psychoanalytischen Behandlung jedoch nur gering blieb. Zwei wesentliche Aspekte stehen im Mittelpunkt ihrer Betrachtungen: Das präoperative Verhalten des Patienten und dessen Einfluß auf den Anästhesieverlauf sowie die präoperative Situation, die vorrangig von Angst, Unruhe, Spannung und Erregung bestimmt ist. Die Angst wird als Signal angesehen, das die Psyche mobilisieren und Abwehrmechanismen zur

Assimilation aufbauen soll. Die Assimilation der Angst sei dann erreicht, wenn die Abwehranstrengungen des Ich eine erfolgreiche Neuanpassung an die Gefahrenquelle ermöglicht habe. Die Quellen der präoperativen Angst, die zum einen objektiv begründbar sind (Schwere der Operation, Risiko), zum anderen häufig auch in keinem Verhältnis zur objektivierbaren Gefahr stehen (innere Gefahren), wurden von der Autorin wie folgt beschrieben:

1. Angst vor dem Verlust des Lebens (Furcht).
2. Angst vor Verletzung und Verlust eines Körperorgans: Diese Angst kann objektiv begründet sein (Furcht), sie kann aber auch als abhängig gedacht werden von der symbolischen Bedeutung, die ein Organ für das Individuum besitzt. Schließlich bedeutet jede Operation ein Eingriff in die Unversehrtheit und die Ganzheit des Körpers, eine Verletzung des Körperschemas („body image") (s. z. B. [70, 93]).
3. Kastrationsangst: Die auf das erkrankte Organ gerichtete Angst sei häufig verknüpft mit der Kastrationsangst (s. auch [201]): Auf der Basis psychoanalytischer Überlegungen wird angenommen, daß das Individuum in der Tiefe seines Seins aufgrund unbewußter Schuld oder Scham fürchtet, daß sein Genitale in der Narkose abgeschnitten würde.
4. Trennungsangst: Es wird weniger die aktuelle Hospitalisation mit ihrer Trennung von der Familie und der gewohnten Umgebung, als vielmehr die Bedeutung eines Wiederauflebens frühkindlich erfahrener Trennungsängste hervorgehoben.
5. Entbindungsangst: Bei manchen Frauen vermische sich die Angst vor einer Operation unbewußt mit der Vorstellung einer blutigen und schmerzhaften Entbindung.

Weitere psychoanalytische Vorstellungen heben die Traumatisierung durch frühere operative Eingriffe hervor: Die Reaktionen auf eine Operation im späteren Leben korrespondieren in ihrem Wesen mit der ersten (vgl. [215]).

Die Ergebnisse und Schlußfolgerungen der Psychoanalytikern Deutsch [43] können von einer wissenschaftlich orientierten Psychologie und Medizin nicht vorbehaltlos akzeptiert werden: Sie wurden bei einem nichtrepräsentativen Klientel (psychoanalytische Patienten) gewonnen. Ihre Erkenntnisse wurden zudem mit Methoden gewonnen, die einer Nachprüfung nicht zugänglich sind.

4.2 Die psychopathologischen Ergebnisse von Menninger zu Anästhesie und Operation

Ähnlich verhält es sich mit den mehr psychopathologisch orientierten Untersuchungen von Menninger [151].

Er setzte sich v. a. mit dem Problem der Polychirurgie auseinander: Unbewußte Selbstbestrafungstendenzen sollen zu einem auffälligen Verlangen nach verschiedenen Operationen bis hin zur iatrogenen Selbstverstümmelung führen. Besonders risikoreiche Operationen, z. B. am Herzen, können als mögliche Form des Suizids

angestrebt werden. Zum Problem Suizid und Chirurgie äußerte sich auch in jüngster
Zeit Weissberg [227]:

Bei neurotischen Patienten könne eine Operation den Charakter von Heilver-
suchen ihrer neurotischen Verhaltensstörungen annehmen. Evident wird dies häufig
bei kosmetischen Operationen. Psychosomatisch Kranke können infolge ihrer
Unkenntnis der Pathogenese die Überzeugung gewinnen, daß sie von ihrer
Krankheit durch eine Operation geheilt würden. Chirurgische Operationen können
beim hysterischen Patienten zu einem Aufmerksamkeitsgewinn durch seine
Umgebung führen.

Ich möchte an dieser Stelle nicht in die Diskussion zur Wissenschaftlichkeit bzw.
Unwissenschaftlichkeit der Psychoanalyse und den damit verbundenen Wert dieser
Untersuchungen eingehen. Es soll jedoch nicht unerwähnt bleiben, daß anhand
empirischer Untersuchungen gezeigt werden konnte, daß z. B. Appendektomien in
größerer Zahl an neurotischen Patienten und psychisch Kranken vorgenommen
werden als an einer vergleichbaren psychisch gesunden Personengruppe [97]. In
derselben Gruppe finden sich 20−25% der Fälle, wo die Appendektomie keinen
pathologischen Befund ergab [228].

4.3 Zusammenfassende Betrachtung

Ein weiterer Exkurs in die Psychoanalyse und Psychopathologie von Anästhesie und
Operation soll an dieser Stelle nicht durchgeführt werden. Dieser Aspekt wurde
jedoch u. a. deshalb mitaufgenommen, um die interessanten Ergebnisse vorwis-
senschaftlicher psychologischer bzw. psychoanalytischer Betrachtungsweisen vor-
zustellen und noch einmal zu verdeutlichen, wie wichtig es ist, klarzumachen, was
überhaupt untersucht wird, was unter Angst, unter Furcht, unter Streß verstanden
wird. Es muß also eine Ordnung in den zu untersuchenden Phänomenbereich
emotionaler Streßkomponente gebracht werden. Wie dies geschehen kann, sei am
Beispiel der Emotion Angst als einem möglichen Teil der emotionalen Komponente
im Streß dargestellt.

5 Die Bestimmung der emotionellen Komponente der Streßreaktion am Beispiel Angst

5.1 Phänomenbereich Angst

Die Umgangssprache besitzt für die Erfahrung Angst eine Vielzahl von Begriffen, z.B. Angst, Furcht, Schreck, Erregung, Ängstlichkeit, Furchtsamkeit, ja sogar Streß und andere [92, 123]. Eine erste Unterscheidung innerhalb dieses Phänomenbereichs kann nach dem zeitlichen Erstreckungsgrad getroffen werden [120]. Als Angst, Furcht und Schreck werden zeitlich relativ kurz sich erstreckende Zustände des Organismus bezeichnet, während sich Ängstlichkeit und Furchtsamkeit auf Eigenschaften bzw. Dispositionen beziehen [25]. Diese Trennung enspricht der in der amerikanischen Literatur getroffenen und inzwischen weitgehend akzeptierten Unterscheidung von Angst als Zustand und Angst als Eigenschaft („state anxiety – trait anxiety" bzw. „induced anxiety – base anxiety" bzw. „acute anxiety – chronic anxiety") [28, 127, 150, 193, 194]. Bei der emotionalen Komponente im präoperativen Streß handelt es sich demnach um einen Zustand, nicht um eine Eigenschaft. Es ist jedoch einleuchtend, daß ängstliche Menschen in der präoperativen Situation ausgeprägter mit Angst reagieren als nichtängstliche. Der Verlauf von Angst und Ängstlichkeit perioperativ ist in Abb. 1 schematisch dargestellt.

Angst, Furcht und Schreck können als Emotionen bezeichnet werden, als komplexe qualitativ unterschiedliche Zustände des Organismus mit subjektiver, physiologischer und verhaltensmäßig motorischer Komponente [8, 11, 123]. Ihnen

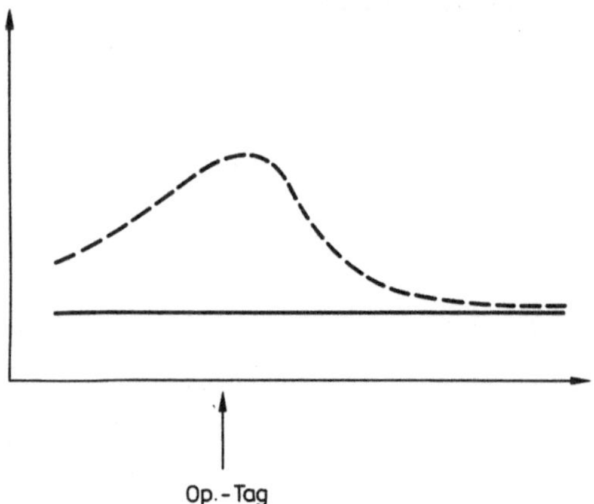

Abb. 1. Verlauf von Angst (Zustandsangst, „state anxiety", *gestrichelt*) und Ängstlichkeit (Persönlichkeitseigenschaft, „trait anxiety", *durchgezogen*) perioperativ

gemeinsam ist der als hochgradig unangenehm erlebte Erregungsanstieg angesichts der Wahrnehmung bestimmter Gefahrenmomente. Unterscheidungen zwischen Angst und Furcht finden sich z. B. bei Jaspers, Heidegger und Kierkegaard [99, 106, 114]: Furcht sei auf etwas gerichtet, Angst gegenstandslos. Anna Freud [79] unterscheidet zwischen Angst und Furcht sowie Schreck: „Angst bezeichnet einen gewissen Zustand, wie Erwartung der Gefahr und Vorbereitung auf dieselbe, mag sie auch eine unbekannte sein; Furcht verlangt ein bestimmtes Objekt, vor dem man sich fürchtet; Schreck aber benennt den Zustand, in den man gerät, wenn man in Gefahr kommt, ohne auf sie vorbereitet zu sein, betont also das Moment der Überraschung."

Orientiert an dieser Definition können wir in der präoperativen Situation als Angst das bezeichnen, was der Patient als Angst äußert, ohne genauer bestimmen zu können, wodurch dieses Gefühl verursacht ist. Als Furcht müssen alle diejenigen Befürchtungen bezeichnet werden, die der Patient konkret mit Inhalten angeben kann, z. B. Furcht vor Injektionen, vor Schmerzen, vor Maßnahmen der Nachbehandlung. Auch Schreck kann eine präoperative emotionale Streßkomponente sein: Wird der Patient nicht darüber informiert, daß man ihm eine intramuskuläre Spritze verabreicht, sondern überrascht man ihn damit, so wäre Schreck eine präoperative emotionale Streßkomponente. Diese kann jedoch problemlos vermieden werden.

Der wesentlichste Unterschied zwischen den Zuständen Angst, Furcht und Schreck kann in den auslösenden Bedingungen und den Konsequenzen gesehen werden [123]: Die Emotion Angst ist dabei bestimmt durch die 3 Merkmale: Gefahrenreize, Unsicherheit bzw. Mehrdeutigkeitserlebnisse und Reaktionsblockierung. Die Angstemotion nimmt ihren Ausgang in der Aufnahme und Verarbeitung von Gefahrenreizen. Diese Reize sind komplex, mehrdeutig bzw. unbestimmt, so daß die betroffene Person nicht in der Lage ist, in sinnvoller Weise auf die in den Gefahrenreizen angezeigte Bedrohung zu reagieren. Gerade die erlebte Unmöglichkeit einer angemessenen Reaktion (Reaktionsblockierung) kann als Auslöser der Emotion Angst gesehen werden [129]. Furcht und Schreck hingegen entstehen in Situationen, in denen die Gefahrenquelle klar auszumachen ist. Im Gegensatz zur Angst ist die Emotion Furcht mit der typischen Verhaltenskonsequenz der Flucht assoziiert.

Demnach läßt sich Angst definieren als ein Zustand des Organismus, der bestimmt ist durch einen betont unangenehm erlebten Erregungsanstieg angesichts der Wahrnehmung einer komplexen und mehrdeutigen Gefahrensituation, in der eine adäquate Reaktion des Individuums nicht möglich erscheint.

Im Gegensatz zur Angst bezeichnet Ängstlichkeit eine Eigenschaft bzw. Disposition eines Indivduums und stellt als solche eine variable, erworbene Verhaltenstendenz dar [25]. Zugrunde liegen offenbar Lernvorgänge, die eine Affinität zu den Begriffen „neurotische Verhaltensstörung" und „Furchtsamkeit" besitzen [123, 150].

Da der aktuelle Angstzustand als äußerst unangenehm empfunden wird, wird vielfach angenommen, daß Mechanismen zur Vermeidung bzw. Reduzierung künftiger Angstzustände entwickelt werden. Angstabwehr [78] bzw. Angstkontrollmechanismen [61] können als stark überlernte (automatisierte) Reaktionen auf bedrohliche Reize angesehen werden [123].

Die Variabilität im Bereich der Angstreaktion angesichts bestimmter Reizsituationen kann 3 verschiedenen Varianzquellen zugeordnet werden:
- der variablen, personenspezifischen Disposition zur Kognizierung von Umweltereignissen als Gefahrenreize;
- der Situation, d. h. der mehr oder weniger großen Anzahl aktuell vorhandener Gefahrenreize;
- der personenspezifischen Art der Kontrolle der Angsterregung [123].

5.2 Erregung, Emotion, Angst und Streß

Die Phänomene Erregung, Emotion, Angst und Streß sind eng miteinander assoziiert.

Unter Erregung versteht man den jeweiligen generellen, akutellen Antriebszustand eines Organismus, der kontinuierlich vom entspannten Tiefschlaf bis hin zur Hyperaktivität variieren kann und sich in neurophysiologischen Prozessen manifestiert [123]. Eine wesentliche Rolle in der Erregungsfunktion spielt das aufsteigende retikuläre Aktivierungssystem, bestehend aus Thalamus, Hypothalamus und Formatio reticularis. Eine Reizung der Formatio reticularis führt zu spezifischen Veränderungen der Aktivität der kortikalen Nervenzellen, dem sog. „Desynchronisationsphänomen" [155]. Dieselben Veränderungen werden bei Personen registriert, die unter stärkerer Angst stehen [136]. Die unspezifische retikuläre Erregung des Kortex ist jedoch stets von spezifischen Hemmprozessen begleitet [106]. Dadurch wird gewährleistet, daß auch bei großen Reizstärken eine physiologisch tragbare Erregungshöhe nicht überschritten wird.

Reize, die zu retikulären Entladungen führen können, sind sowohl jede Form stärkerer Stimulation (Licht, Lärm, Schmerz usw.) aber auch symbolische Reize (z. B. Gebärden, Bedeutungen, Zeichen usw.). Letzteres spricht dafür, daß die Formatio reticularis auch vom Kortex aktiviert werden kann. Beim Menschen muß davon ausgegangen werden, daß in irgendeiner Form im Kortex gespeicherte Erwartungen wesentliche Auslöser der Erregung sind. Da Angst wesentlich durch diese symbolische (Erwartungs-)Komponente bedingt ist, wird deutlich, daß Erregung das fundamentalere Konzept, hingegen Emotion und Angst Spezialfälle der Erregung sind. Das Konzept der Emotion ist weniger genau zu bestimmen als das der Erregung [65, 153]. Von einigen Autoren wird ein eigenständiges Konzept der Emotionen sogar bestritten [50, 153]. Die Schwierigkeit einer psychologischen Untersuchung von Emotionen liegt darin, daß es sich um subjektive Phänomene handelt, durch die die Einzelemotionen von der generellen physiologischen Erregung unterschieden werden können. Bis heute kann weder zwischen qualitativ unterschiedlichen Gefühlszuständen befriedigend unterschieden, noch die Intensität des jeweiligen Zustandes angemessen bestimmt werden [123].

Emotionen lassen sich generell bestimmen als komplexe, mit spezifischen subjektiven und physiologischen Veränderungen einhergehende Zustände mit weiter Ausbreitung im Organismus. Die subjektive Komponente der Erregung hängt nicht nur von der Eigenart des jeweiligen Erregungsmusters ab, sondern auch vom sozialen

Kontext, in dem dieses Erregungsmuster auftritt [177]. Dies bedeutet, daß das physiologisch gleiche Erregungsmuster von der betreffenden Person in einer freundlichen sozialen Situation als Freude, in einer angespannten Situation hingegen als Angst wahrgenommen wird.

Für die Analyse emotionaler Erlebnisse wird die Unterscheidung zwischen Stimmung, Erlebnistönung und Gefühl vorgeschlagen [65]. Erlebnistönungen beinhalten Bewertungsreaktionen auf Erlebnisinhalte, die entlang einer Dimension – angenehm bis unangenehm – variieren können. Gefühle (Emotionen) beziehen sich hingegen auf situative Aspekte, speziell auf Personen der Umwelt. Im Gegensatz zu Erlebnistönungen sind Gefühle mit motorischen Komponenten verbunden.

Angst ist demnach das Gefühl, das entsteht, wenn eine Person eine Situation als bedrohlich erfaßt hat. Die Erlebnistönung ist deutlich unangenehm. Auf das Konzept der Stimmung kann an dieser Stelle nicht weiter eingegangen werden.

Es ist wichtig, daß die Angstemotion ebenso wie jede andere Emotion begrifflich getrennt wird von den Reizbedingungen, die sie auslöst und von den kognitiven und verhaltensmäßigen Konsequenzen, beispielsweise Angstabwehrreaktionen, zu denen sie führt. Zur besseren begrifflichen Unterscheidung zwischen belastenden, z. B. emotionsauslösenden Reizen, und Belastungsreaktionen, z. B. der Angstemotion, werden vielfach die Reize als Stressoren und die Reaktionen als Streß bezeichnet. Was unter Streß und Stressoren verstanden wird, wurde eingangs definiert.

5.3 Angstabwehr- und Angstbewältigungsmechanismen

Unter Angstverarbeitung versteht man alle Mechanismen, mit deren Hilfe sich ein Individuum um die Vermeidung bzw. Reduktion des äußerst unangenehm empfundenen Zustandes Angst bemüht. Der Begriff „Angstabwehr" hingegen bezieht sich auf unangepaßte bzw. abnorme, unmodulierte Formen der Angstverarbeitung (vgl. [123]). Angstbewältigung hingegen bezeichnet angepaßte bzw. normale Formen der Angstverarbeitung. Abnorme Angstverarbeitung beinhaltet das vergleichsweise häufige Auftreten bestimmter Angstverarbeitungsformen (starre, fest eingefahrene Mechanismen der Angstabwehr), eine gewisse Stärke dieser Mechanismen und daraus resultierend eine geringe Beeinflußbarkeit. Man muß wohl von einem kontinuierlichen Variieren der Angstverarbeitung zwischen normal und abnorm ausgehen.

Neuere kognitionspsychologisch orientierte Theorien versuchen das Angstverarbeitungsverhalten zu analysieren: Angst wird in kognitionspsychologischen Ansätzen als eine Emotion angesehen, die ihren Ausgang in der Wahrnehmung bzw. Einschätzung (Kognizieren) einer Bedrohung nimmt [61, 122, 123, 127]. Diese Wahrnehmung soll symbolische antizipatorsiche und v. a. mehrdeutige Elemente enthalten. Angst wird dann entstehen, wenn das Individuum nicht mehr imstande ist, in sinnvoller Weise auf die wahrgenommene bzw. eingeschätzte Bedrohung zu reagieren. Es besitzt keine adäquaten Interpretationsschemen, z. B. was konkret geschehen wird, wann es geschehen wird, ob überhaupt etwas geschehen wird und was dagegen getan werden kann [128]. Der Wahrnehmungs-Kognizierungs-Vorgang kann als mehrphasiger Prozeß angesehen werden, in dem nacheinander die Aktivierung bestimmter antezedenter Bedingungen, ein komplexer psychischer Vermittlungsprozeß, die Entscheidung über mehrere generelle Angstverarbeitungsarten (Copingmechanismen) und schließlich die Ausführung einer speziellen Verarbeitungsreaktion erfolgt [127, 129]. Zu den antezedenten Bedingungen gehören die Situations- und Dispositionsvariablen. Die psychischen Vermittlungsprozesse werden als mehrstufiger Informationsverarbeitungsvorgang verstanden. Auf einer 1. Stufe fällt eine Entscheidung über die persönliche Relevanz einer Situation und deren möglicherweise schädigenden Einfluß. Auf einer 2. Stufe erfolgt eine Beurteilung hinsichtlich der Verfügbarkeit von Maßnahmen zur Vermeidung und zur Beseitigung eventueller Schäden. Am Ende dieses Vorgangs soll sich das Individuum dann entweder für direkte Handlungen (z. B. Flucht, Aufschieben einer Operation) oder für sog. intrapsychische Prozesse entscheiden. Intrapsychische Prozesse werden dann in Gang gesetzt, wenn das Individuum keine direkte Handlungsmöglichkeit zur Vermeidung bzw. Beseitigung einer Bedrohung sieht. Intrapsychische Prozesse stellen also kognitive Formen der Beseitigung der Angstemotion dar.

Ein wesentlicher intrapsychischer Prozeß ist die Aufmerksamkeitsveränderung hinsichtlich der Gefahrenquelle: Sie variiert zwischen Vigilanz (vermehrte Zuwendung zur Gefahrenquelle zum Zweck der Mehrdeutigkeitsreduktion) und Vermeidung (Abwendung von der Gefahrenquelle), ebenfalls zum Zweck der Mehrdeutigkeitsreduktion. Auf einer 3. Stufe kommt es zu einer Neubewertung der Situation, wobei sich diese realistisch oder defensiv vollziehen kann. Im Fall der defensiven Neubewertung würde sich das Individuum nur auf ganz bestimmte Merkmale bei der Informationssuche und Interpretation konzentrieren. Die so entstandene Beurteilung hat einen geringeren Grad an Objektivität.

Frühe experimentelle Untersuchungen zur Wahrnehmungsabwehr (vgl. u. a. [20, 21, 44, 63]) veranlaßten mehrere Autoren, ein eindimensionales, bipolares Persönlichkeitskonstrukt der Angstabwehr zu entwickeln [2, 23, 24, 85, 216]. An jedem der beiden Pole sollen Individuen lokalisiert sein, die zu einer überwiegend abnormen, inadäquaten Angstverarbeitungsform tendieren, während in der Mitte Personen mit adäquater Angstverarbeitung lokalisiert sind.

Personen, die eine möglicherweise bedrohliche Situation vorwiegend im Sinne ihrer schädigenden Komponente interpretieren, werden Sensitizer (Intellektualisierer), Personen, die diese Situation in der Regel als gefahrlos deuten, werden Represser (Vermeider) genannt.

Verschiedene Untersuchungen im Rahmen einer sukzessiven Präzisierung des Konstrukts Repression—Sensitisation erbrachten folgende Ergebnisse:
a) Es muß davon ausgegangen werden, daß es einen der Verdrängung entgegengesetzten Mechanismus geben muß (Vigilanz) [20].
b) Angstabwehrmechanismen sind intraindividuell relativ konstant [62].
Ich-Stärke, Hysterie, niedrige Neurotizismuswerte müssen offenbar dem repressiven Typ der Angstabwehr, Ich-Schwäche, Psychasthenie, Neurotizismus dagegen dem sensitiven Typ der Angstabwehr zugerechnet werden [62].
Korrelate des Konstrukts Repression—Sensitisation finden sich in den Bereichen

der Wahrnehmung, des Lernens, Reproduzierens und Erinnerns, der Informationsverarbeitung, der Intelligenz und kognitiven Komplexität, der Personenwahrnehmung und Beurteilung, der Konformität und sozialen Erwünschtheit und der emotionalen Anpassung (s. z. B. [123]). Die im Zusammenhang mit dem präoperativen Streß wesentlichen Ergebnisse lassen sich wie folgt zusammenfassen:

Represser äußern sich bei der Identifikation mehrdeutiger Reize subjektiv als sicherer hinsichtlich der Richtigkeit der eigenen Einschätzung. Sie neigen zur Stereotypisierung, Vereinheitlichung und Reduktion von Mehrdeutigkeit. Sie geben positivere Fremd- und Selbstbeurteilung ab, was mit ihrer Tendenz zum Ausklammern von Konflikten und gefahrrelevanten Aspekten gesehen werden muß. Sie verhalten sich ausgeprägt im Sinne der sozialen Erwünschtheit. Sie klammern Konflikte bei gefahrrelevanten Situationsinterpretationen aus, tendieren zur Ableugnung eigener Schwächen, Angst und emotionaler Labilität. Der Zusammenhang zwischen Ergebnissen der Repression−Sensitisation-Skala [122] und Angst- und Neurotizismustestwerten ist in der Regel so deutlich, daß angenommen werden kann, daß diese Ähnliches messen, nämlich Angst oder das Zugeben von Angst [23, 123, 188]. Es ergibt sich hieraus ein großes methodisches Problem: Auf der Ebene verbaler Reaktionen können Personen, die große Angst angeben, sowohl tatsächlich große Angst haben oder aber dazu neigen, Angst zuzugeben, während Personen, die angeben, keine Angst zu haben, nicht zwangsläufig angstfrei sein müssen, sondern im Rahmen einer repressiven Angstabwehr dazu tendieren, vorhandene Angst zu leugnen. Die Beachtung dieses Aspekts ist v. a. deshalb von besonderer Bedeutung, da vielfach erhebliche Diskrepanzen zwischen verbaler Angstangabe und physiologischer Streßparameter bestehen: So zeigt sich, daß Sensitizer in entsprechenden Situationen generell über ein hohes Maß an Erregung berichten, jedoch nur geringe Veränderungen bei physiologischen Reaktionen zeigen. Represser schätzen sich hingegen als weniger erregt ein, müssen aber nach ihren physiologischen Maßen als sehr erregt angesehen werden [189, 190, 225].

Unterschiede bestehen auch im Schmerzverhalten: Represser ertragen zunächst Schmerzen besser als Sensitizer. Hält der Schmerz jedoch an, so sinkt bei ihnen die Schmerztoleranz, während sie bei Sensitizern gleichbleibt [38].

Eine entwicklungsgeschichtliche Betrachtung hinsichtlich der Arbeitsweise der beiden Angstabwehrformen läßt die Vermutung zu, daß es sich bei der repressiven Abwehr um eine einfach strukturierte und evtl. ontogenetisch frühere Form der Angstverarbeitung handelt (vgl. [1, 80]). Ein solches unmoduliert arbeitendes System ist effizient, solange die Belastung gering bleibt. Es bricht jedoch bei stärkeren, länger andauernden Belastungen eher zusammen als modulierte und strukturierte Formen der Angstverarbeitung [61].

5.4 Zusammenfassung und Ausblick
auf andere streßrelevante Emotionen in der präoperativen Phase

Diese mehr psychologisch orientierte Betrachtung einer möglichen emotionalen

Streßreaktion, nämlich der Angst bzw. Furcht, soll die Problematik v. a. der Streßmessung auf der emotionalen Ebene verdeutlichen. Es muß angenommen werden, daß die anderen präoperativ relevanten Emotionen, wie depressive Verstimmung und Asthenie, ähnlich zu bearbeiten sind. Die Fragebogenergebnisse von mehr als 600 präoperativen Patienten zeigen, daß mehr noch als beim Faktor Angst bei den Faktoren Depression und Asthenie Rechtsverschiebungen in dem Sinne feststellbar sind, als die Patienten präoperativ dazu tendieren, sich ausgesprochen hoffnungsvoll und stark zu schildern. Auf diesen beiden emotionalen Streßreaktionsebenen scheinen demnach Bewältigungs-, Verarbeitungs- oder Verleugnungsmechanismen eine mindestens ebenso große Rolle zu spielen wie bei der Emotion Angst bzw. Furcht.

Am Beispiel der Emotion Angst oder der Emotion Furcht als emotionaler Komponente der Streßreaktion sollte deutlich gemacht werden, weshalb die Entscheidung für das Streß-Konzept fiel: Eine ausschließliche Betrachtung der Emotion Angst würde der präoperativen Situation nicht gerecht. Bei unterschiedlichen Individuen können präoperativ ganz unterschiedliche Emotionen vorherrschen, ja auch intraindividuell besteht die Möglichkeit, daß mehrere emotionale Zustände gleichzeitig vorhanden sind: So besteht die Möglichkeit, daß neben der Furcht vor Injektionen oder Schmerzen auch eine depressive Verstimmung geschildert wird, die auf die Hospitalisation zurückgeführt wird. Zugleich kann derselbe Patient darüber klagen, daß er sich schwach und ausgeliefert fühlt. Es muß kein Widerspruch sein, wenn eine Patientin vor einer Probeexzision aus der Mamma ein Karzinom befürchtet, zugleich jedoch alles andere als depressiv, sondern extrem hoffnungsvoll ein für sie positives Ergebnis erwartend der Operation entgegensieht. Es muß das Ziel zukünftiger Forschung sein, auch der emotionalen Komplexität der präoperativen Streßsituation gerecht zu werden. Es sollte versucht werden, alle präoperativ relevanten Emotionen qualitativ und möglichst auch quantitativ zu erfassen. Dieses Problem wurde in jüngster Zeit von mehreren, v. a. anästhesiologischen Arbeitsgruppen im deutschsprachigen Raum erkannt und einer Lösung nähergebracht [9, 10, 71, 72, 83–85, 205, 209, 210]. Es besteht kein Zweifel darüber, daß neben den Emotionen Angst und Furcht depressive Verstimmungen und Gefühle der Schwäche, des Ausgeliefertseins, wesentliche emotionale Komponenten der präoperativen Streßreaktion darstellen.

6 Die wesentlichen emotionalen Komponenten des präoperativen Stresses: Angst, Depression und Asthenie

Am Beispiel der Emotionen Angst bzw. Furcht wurde dargestellt, wie schwierig eine wissenschaftliche Bearbeitung der emotionalen Streßkomponente ist. Eine nicht-wissenschaftliche Betrachtung dieser Emotionen bei Untersuchungen zum Phänomen „präoperativer Streß" wäre heute genauso wenig akzeptabel wie eine alleinige Betrachtung dieser Emotionen ohne Berücksichtigung der physiologischen Streßkomponenten. Die Darstellung der präoperativ bedeutsamen Stressoren wies bereits darauf hin, daß nicht nur Angst bzw. Furcht, sondern auch andere emotionelle Reaktionen bedeutsam sind.

6.1 Versuch einer Begründung auf der Grundlage präoperativer Stressoren

Äußere Stressoren, Reize, die zur Deprivation primärer Bedürfnisse führen, oder auch Leistungsstressoren können einerseits Befürchtungen, andererseits jedoch auch sthenische Affekte hervorrufen.

Soziale Stressoren, insbesondere die Trennung von der Familie, führen eher zu depressiven Verstimmungen. Es ist selbstverständlich nicht möglich, einem Stressor eine Emotion zuzuordnen. Es ist jedoch wichtig, an dieser Stelle darauf hinzuweisen, daß der depressiven Verstimmung in der präoperativen Phase als emotionaler Streßkomponente eine wichtige Rolle zukommt. Ausgesprochen deprimierten Patienten stehen Patienten gegenüber, die angeben, überhaupt nicht deprimiert, im Gegenteil ausgesprochen hoffnungsvoll der Anästhesie und Operation entgegenzusehen. Die Hoffnung auf das Gelingen einer Operation ist notwendige Voraussetzung für eine schnelle Rekonvaleszenz. Es wird in der Literatur berichtet [86, 178], daß die Chirurgen des 19. Jahrhunderts dem präoperativen psychischen Befinden große Bedeutung für die Genesung beimaßen. Es wurde angenommen, daß Selbstvertrauen, Glaube und Hoffnung die Krankheitsentwicklung positiv beeinflussen, während Melancholie, Pessimismus und Verzweiflung eine schlechte Prognose signalisierten. Es ist auch heute nicht unbedingt unüblich, daß ein Chirurg einen elektiven Eingriff nicht durchführt, wenn der Patient deprimiert ist und einen ausgeprägten Pessimismus bezüglich des Operationsergebnisses an den Tag legt. Die chirurgische Erfahrung soll gezeigt haben, daß präoperativ deprimierte Patienten eine höhere Mortalität und eine längere Rekonvaleszenz aufweisen als hoffnungsvolle Patienten. Versuche, diese Erfahrung durch prospektive Studien zu stützen, wurden unternommen: So wird berichtet, daß unter den Patienten, die nach einer Nierentransplantation starben, präoperativ deutlich mehr Pessimismus herrschte, als unter denen, die überlebten [57]. Präoperative Depression vor herzchirurgischen Eingriffen ging nach Untersuchungen von Kimbal [115] mit hoher Mortalität und schlechten Operationsergebnissen einher.

6.2 Versuch einer Begründung auf der Grundlage präoperativer Patientenbefragungen

Ausführliche Interviews bei präoperativen Patienten mit dem Ziel, einen Fragebogen zur Ermittlung des präoperativen psychischen Befindens zu entwickeln, zeigten, daß Angst bzw. Furcht wesentliche Emotionen in der präoperativen Phase sind, daß jedoch der Hoffnung auf der positiven Seite und der depressiven Verstimmung auf der negativen Seite ebenfalls eine erhebliche Rolle zukommt [205]. Zu ähnlichen Ergebnissen kamen auch andere Arbeitsgruppen [72, 83].

Aus den Ergebnissen der präoperativen Interviews resultierte der Mannheimer Erhebungsbogen der subjektiven Befindlichkeit (Mannheimer ESB) [9, 10]. Der Mannheimer ESB wurde auf der Grundlage der Ergebnisse von 379 präoperativen Patienten zur Identifikation übergeordneter Einflußgrößen einer Faktorenanalyse unterworfen. Die Entscheidung entfiel auf die 3faktorielle Lösung, wobei ein Faktor Angst, ein Faktor Depression und ein Faktor Asthenie extrahiert werden konnten [205]. In den Tabellen 1−3 sind die hauptladenden Doppelitems dieser Faktoren dargestellt. Die 3. Befindlichkeitsdimension, die Asthenie, bezeichnet ein Gefühl der Schwäche, des Ausgeliefertseins. Asthenie steht im Gegensatz zu sthenischen Affekten, einem Gefühl der Stärke, des Tatendrangs. Asthenie kann Ausdruck der Erkrankung, der körperlichen Schwäche sein, also eher somatischen Ursprungs, sie

Tabelle 1. Doppelitems des Faktors Angst

Ängstlich	zuversichtlich
Unruhig	ruhig
Komisches Gefühl	ungerührt
Grüblerisch	sorglos
Gespannt	gelöst
Herzklopfen	Herz ruhig
Unsicher	selbstsicher

26

Tabelle 2. Doppelitems des Faktors Depression

Hoffnungslos	hoffnungsvoll
Gleichgültig	interessiert
Abgestumpft	teilnahmsvoll
Reizbar	verträglich
Passiv	aktiv
Verlassen	umsorgt
Scheu	zugänglich

Tabelle 3. Doppelitems des Faktors Asthenie

Lahm	schwungvoll
Kraftlos	kraftvoll
Schwach	stark
Ausgelaugt	energiegeladen
Elend	munter
Müde	frisch

kann aber auch Ausdruck von Hilflosigkeit, Abhängigkeit, Ausgeliefertsein, also psychischer Schwäche, sein. Asthenie wird ebenso wie Depression in Zusammenhang mit Krankheit gebracht: So beschreibt Engel [60] den „Aufgeben-Aufgegeben-Komplex", der folgermaßen charakterisiert ist:

1. Hilflosigkeit: das Gefühl der Unfähigkeit, des Versagens oder der Frustration;
2. Hoffnungslosigkeit: das Gefühl, Probleme nicht mehr bewältigen zu können;
3. Verlust an Selbstvertrauen;
4. Verlust an positiven interpersonellen Beziehungen;
5. Diskontinuität zwischen Vergangenheit, Gegenwart und Zukunft.

In diesem „Aufgeben-Aufgegeben-Komplex" können Bestandteile der Depression und wesentlich auch der Asthenie entdeckt werden.

6.3 Zusammenhänge zwischen Angst, Depression, Asthenie und Streß

Die Emotionen Angst bzw. Furcht, Depression und Asthenie können nicht unabhängig voneinander betrachtet werden. Angstvolle Patienten sind vielfach auch depressiv verstimmt, sie geben häufig auch an, ärgerlicher und gereizter zu sein, sie fühlen sich in der Regel kraftlos, weniger energiegeladen, weniger frisch, weisen also insgesamt ein größeres Maß an Erschöpfung auf. Die Zusammenhänge zwischen Angst, Depression und Asthenie wurden in eigenen Untersuchungen [205] sowie in Untersuchungen von Galster bestätigt [83, 84].

Insgesamt scheint der Emotion Angst bzw. Furcht wohl die wesentlichste Bedeutung in der präoperativen Phase zuzukommen. Das Ausmaß der präoperativen Angst scheint ebenso wie das der Depression Einfluß auf die Rekonvaleszenz zu nehmen. Interessant sind in diesem Zusammenhang Berichte von Bier, Miami und Pirogoff, zitiert von Schmid-Schmidsfelsen [180], wonach Todesfälle in Narkose auf Angst zurückgeführt wurden. Dem tierexperimentell tätigen Arzt ist der Exitus durch Streß beispielsweise bei Schweinen oder Kaninchen sehr wohl bekannt. Nach diesen Kenntnissen und Berichten wäre eigentlich eine Flut von Untersuchungen zum Problem Angst und Anästhesie bzw. Chirurgie zu erwarten gewesen. Wissenschaftliche Arbeiten zu diesem Thema, insbesondere in den Fachbereichen Anästhesie oder Chirurgie, blieben jedoch rar. Dies liegt sicherlich zum einen daran, daß naturwissenschaftlich orientierte Ärzte (insbesondere Chirurgen) psychischen oder sozialen Problemen relativ geringe Bedeutung beimessen [137]. Zum anderen stellt jedoch auch die wissenschaftliche Erarbeitung des Phänomens „Streß", die das wesentliche und schwierige Problem der wissenschaftlichen Erarbeitung der emotionalen Streßkomponente enthält, große Anforderungen v. a. an psychologisch gering vorgebildete Ärzte. Gravierende methodische Mängel werden v. a. früheren Arbeiten zur Prüfung therapeutischer Interventionen (z. B. Anxiolyse) vorgeworfen [82, 95, 202, 208, 211, 218, 219].

7 Streßmessung

7.1 Notwendigkeit der Messung und Meßebenen

Die wissenschaftliche Bearbeitung des Phänomens Streß beinhaltet die Notwendigkeit der Messung, da Messung objektiviert, quantifiziert, kommunizierbar und nachprüfbar macht und einer statistischen Auswertung zugänglich ist. Einer zufriedenstellenden wissenschaftlichen Bearbeitung des Stresses sind letztlich nur Untersuchungen zugänglich, die auf den verschiedenen Ebenen messen, wobei man eine Aspektebene, eine methodische Ebene, eine allgemeine Meßmittelebene und eine konkrete Meßmittelebene unterscheiden kann.

Auf der Aspektebene unterscheiden wir zwischen dem subjektiv-verbalen, dem physiologisch-biochemischen und dem verhaltensmäßig-motorischen Aspekt. Ersterer ist prinzipiell mit L-, Q- und T-Daten erfaßbar.

Der physiologisch-biochemische Aspekt umfaßt u. a. die „objektiv zugänglichen" Streßreaktionen. Prinzipiell können auf der physiologischen Ebene Meßwerte des Elektroenzephalogramms, Herz-Kreislauf-Parameter, Atemparameter, der Muskeltonus, die Schweißsekretion, der psychogalvanische Hautreflex, Meßwerte der Durchblutung und der Pupillengröße herangezogen werden. Diese Meßwerte erlauben eine relativ exakte Quantifizierung, sie erreichen jedoch in der Regel keine hohe Korrelation zu subjektiven Angaben, beispielsweise zum Ausmaß der Angst. Dasselbe gilt letztlich auch für die biochemisch relevanten Parameter, wie Katecholamine, hypothalamische Releasinghormone, Hypophysen- und Nebennierenrindenhormone, freie Fettsäuren, Cholesterin und Laktat, Blutzucker u. a.

Die verhaltensmäßig motorische Ebene ist ebenfalls objektiv v. a. durch Beobachtung zugänglich. Für den präoperativen Bereich wurde hierzu ein Fragebogen entworfen (Abb. 2) [109].

7.2 Messung der emotionalen (subjektiv-verbalen) Streßkomponenten

Man könnte diese Messung auch Psychometrie im engeren Sinne nennen. Messung muß hier definiert werden als Zuordnung von Zahlen zu Objekten oder Ereignissen nach bestimmten Regeln. Eine engere Definition der Messung ist aufgrund der prinzipiellen Ungenauigkeit in der Bestimmung psychologischer Phänomene nicht möglich.

Angstindikatoren

Verbale Angstangabe (Grundlage der Fremdbeurteilung)

Große Angst   Mittlere Angst   Keine Angst

☐   ☐   ☐

Ausprägung

	Ja	Nein
Kalte Extremitäten (Zentralisation)	☐	☐
Mundtrockenheit	☐	☐
Schweißneigung	☐	☐
Zittern (lokal oder generalisiert)	☐	☐
Motorische Unruhe	☐	☐
Rigide Körperhaltung	☐	☐
Gespannter Gesichtsausdruck	☐	☐
Gesichtsfarbe		
– blaß	☐	☐
– gerötet	☐	☐
Vermeidung von Blickkontakt	☐	☐
Ungeduld	☐	☐
Tics	☐	☐
Konzentrationsschwäche	☐	☐
Verleugnung der Krankheit	☐	☐
Ablehnung von Information	☐	☐
Zögerndes Antworten	☐	☐
Klagen über Krankenhaussituation	☐	☐
Ständiges Reden	☐	☐
Weinerlichkeit	☐	☐
Weinen	☐	☐
Stimmqualität		
– Stammeln	☐	☐
– belegte Stimme	☐	☐

Abb. 2. Fragebogen zur Ermittlung beobachtbarer und erfragter Streßindikatoren durch den Anästhesisten

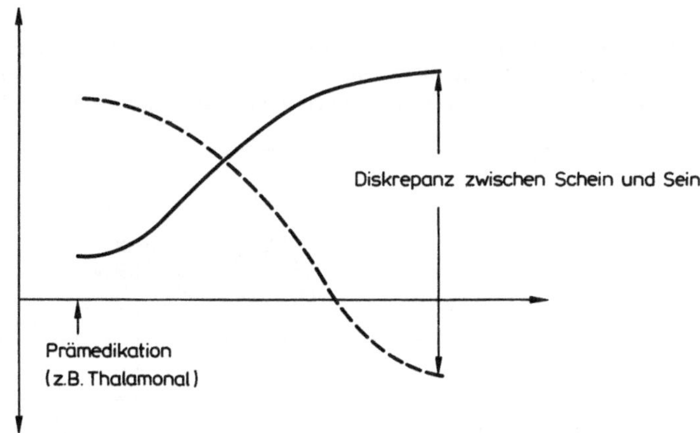

Abb. 3. Schematische Darstellung des Problems der Fremdbeurteilung. Vor der Prämedikation ist die Angst *(durchgezogene Linie)* gering, die Vigilanz *(gestrichelt)* hoch. Nach der Prämedikation steigt die Angst, die Vigilanz sinkt. Der Beobachter ist der Meinung, ein müder Patient sei ein angstfreier Patient, und zieht den Fehlschluß: Der Patient ist gut prämediziert

7.2.1 Problematik der L-Daten

Eine mögliche Meßmethode ist die Erfassung von L-Daten. Wenn ein Untersucher aufgrund bestimmter Beobachtungen an einer anderen Person zu dem Schluß kommt, daß es sich um eine hoch- oder mittelängstliche Person handelt, sind dies L-Daten aus Fremdbeurteilungen. Diese sind äußerst unzuverlässig (s. Abb. 3). So ist es durchaus möglich, daß ein Patient am Morgen vor der Operation relativ vigilant ist, aber nur ein mäßiges Angstniveau aufweist. Nach Prämedikation, beispielsweise mit Thalamonal, kann es nun zu einem Abfall der Vigilanz, hingegen zu einem gleichzeitigen Anstieg der Angst kommen. Der beobachtende Anästhesist könnte durch Augenschein zu der Meinung kommen, daß der Patient − da er ja auch müde ist − gut prämediziert ist. Andererseits wird dieser Patient tatsächlich einen Angstanstieg erfahren, aufgrund gleichzeitiger motorischer Schwäche ist ihm jedoch die Angstäußerung unmöglich. L-Daten, die in der Vergangenheit häufig zur Beurteilung einer Prämedikation herangezogen wurden, müssen als sehr unzuverlässig angesehen werden. Sie beinhalten große Fehlermöglichkeiten.

7.2.2 Problematik der Q-Daten

Q-Daten gewinnt man über die Selbstbeurteilung von Personen, beispielsweise mit Adjektivlisten oder Fragebögen. Fragebögen sind die verbreitetste Methode zur Messung emotionaler Streßkomponenten, im präoperativen Bereich vorwiegend Angstfragebögen. Eigenschaftslisten wurden im deutschsprachigen Raum zur Bearbeitung anästhesierelevanter Probleme bislang nicht angewendet. Nominalskalen, z. B. die Aussage des Patienten: „Ich habe Angst: ja oder nein", haben den Vorteil, daß sie weniger aufwendig sind und die Messung schnell durchführbar ist.

Bitte lesen Sie die unteren Angaben bei jeder Nummer von links nach rechts genau durch und machen Sie ein ✕ in die Spalte, die Ihren momentanen Empfindungen am ehesten entspricht. Bitte pro Zeile nur einmal ankreuzen und bitte keine Zeile auslassen.

		sehr	mäßig	wenig	weder noch	wenig	mäßig	sehr	
1	müde								frisch
2	schwach								stark
3	benommen								klar
4	elend								munter
5	kraftlos								kraftvoll
6	lahm								schwungvoll
7	ausgelaugt								energiegeladen
8	gespannt								gelöst
9	unruhig								ruhig
10	komisches Gefühl								ungerührt
11	appetitlos								guter Appetit
12	ängstlich								zuversichtlich
13	reizbar								verträglich
14	streng								sanftmütig
15	scheu								zugänglich
16	empfindlich								unempfindlich
17	verlassen								umsorgt
18	unsicher								selbstsicher
19	bedroht								sicher
20	passiv								aktiv
21	unterlegen								überlegen
22	abgestumpft								teilnahmsvoll
23	gleichgültig								interessiert
24	unausgeglichen								ausgeglichen
25	unzufrieden								zufrieden
26	verstimmt								guter Laune
27	grüblerisch								sorglos
28	hoffnungslos								hoffnungsvoll
29	traurig								fröhlich
30	kalte Hände, Füße								warme Hände, Füße
31	feuchte Hände, Füße								trockene Hände, Füße
32	Kloßgefühl im Hals								freier Hals
33	Herzklopfen								Herz ruhig
34	Magen empfindlich								Magen nicht empfindlich
35	Durchfall								Verstopfung
		1	2	3	4	5	6	7	

Abb. 4. Mannheimer Erhebungsbogen der subjektiven Befindlichkeit (Mannheimer ESB)

Bitte lesen Sie von links nach rechts die gegensätzlichen Bezeichnungen und machen Sie bitte ein ✕ in das Kästchen, das am ehesten angibt, wie Sie sich jetzt im Moment fühlen. Kreuzen Sie in jeder Zeile 1 Kästchen an, lassen Sie keine Zeile aus.

	sehr	ziemlich	ein wenig	weder, noch	ein wenig	ziemlich	sehr	
unruhig	☐	☐	☐	☐	☐	☐	☐	ruhig
gleichgültig	☐	☐	☐	☐	☐	☐	☐	interessiert
lahm	☐	☐	☐	☐	☐	☐	☐	schwungvoll
komisches Gefühl	☐	☐	☐	☐	☐	☐	☐	ungerührt
abgestumpft	☐	☐	☐	☐	☐	☐	☐	teilnahmslos
kraftlos	☐	☐	☐	☐	☐	☐	☐	kraftvoll
grüblerisch	☐	☐	☐	☐	☐	☐	☐	sorglos
Herzklopfen	☐	☐	☐	☐	☐	☐	☐	Herz ruhig
hoffnungslos	☐	☐	☐	☐	☐	☐	☐	hoffnungsvoll
reizbar	☐	☐	☐	☐	☐	☐	☐	verträglich
schwach	☐	☐	☐	☐	☐	☐	☐	stark
ängstlich	☐	☐	☐	☐	☐	☐	☐	zuversichtlich
passiv	☐	☐	☐	☐	☐	☐	☐	aktiv
ausgelaugt	☐	☐	☐	☐	☐	☐	☐	energiegeladen
gespannt	☐	☐	☐	☐	☐	☐	☐	gelöst
scheu	☐	☐	☐	☐	☐	☐	☐	zugänglich
elend	☐	☐	☐	☐	☐	☐	☐	munter
unsicher	☐	☐	☐	☐	☐	☐	☐	selbstsicher
verlassen	☐	☐	☐	☐	☐	☐	☐	umsorgt
müde	☐	☐	☐	☐	☐	☐	☐	frisch
	1	2	3	4	5	6	7	

Abb. 5. Kurzfassung des Mannheimer ESB

Bitte lesen Sie von links nach rechts die gegensätzlichen Bezeichnungen und machen Sie bitte ein × in das Kästchen, das am ehesten angibt, wie Sie sich jetzt im Moment fühlen. Kreuzen Sie in jeder Zeile 1 Kästchen an, lassen Sie keine Zeile aus.

	sehr	ziemlich	ein wenig	weder, noch	ein wenig	ziemlich	sehr	
unruhig	☐	☐	☐	☐	☒	☐	☐	ruhig
gleichgültig	☐	☐	☒	☐	☐	☐	☐	interessiert
lahm	☐	☐	☒	☐	☐	☐	☐	schwungvoll
komisches Gefühl	☐	☐	☐	☒	☐	☐	☐	ungerührt
abgestumpft	☐	☐	☐	☒	☐	☐	☐	teilnahmslos
kraftlos	☐	☒	☐	☐	☐	☐	☐	kraftvoll
grüblerisch	☐	☐	☐	☒	☐	☐	☐	sorglos
Herzklopfen	☐	☐	☐	☐	☒	☐	☐	Herz ruhig
hoffnungslos	☐	☐	☐	☐	☐	☒	☐	hoffnungsvoll
reizbar	☐	☐	☐	☐	☐	☒	☐	verträglich
schwach	☐	☐	☐	☒	☐	☐	☐	stark
ängstlich	☐	☐	☐	☐	☐	☐	☒	zuversichtlich
passiv	☐	☐	☐	☐	☐	☐	☒	aktiv
ausgelaugt	☐	☐	☐	☒	☐	☐	☐	energiegeladen
gespannt	☐	☐	☐	☐	☐	☒	☐	gelöst
scheu	☐	☐	☐	☐	☐	☒	☐	zugänglich
elend	☐	☐	☒	☐	☐	☐	☐	munter
unsicher	☐	☐	☒	☐	☐	☐	☐	selbstsicher
verlassen	☐	☐	☐	☐	☒	☐	☐	umsorgt
müde	☐	☐	☒	☐	☐	☐	☐	frisch
	1	2	3	4	5	6	7	

Abb. 6. Ausgefüllte Kurzfassung des Mannheimer ESB

Sie haben jedoch den Nachteil der sehr geringen Meßgenauigkeit und geringen Sensibilität. Ordinalskalen, z. B. die Aussage des Patienten zur Feststellung: „Ich habe Angst: trifft nicht zu, trifft etwas zu, trifft überwiegend zu, trifft ausgesprochen zu", haben den Vorteil der höheren Meßgenauigkeit und der höheren Sensibilität, jedoch den Nachteil, daß sie eine relativ grobe Methode darstellen und daß eine künstliche Digitalisierung einer kontinuierlichen Größe vorgenommen wird. Dennoch muß die Mehrzahl der gebräuchlichen Meßinstrumente zur Bestimmung der emotionalen Komponente im präoperativen Streß diesem Skalenniveau zugeordnet werden: Die am häufigsten verwendeten und am besten geeigneten Meßinstrumente [156] sind das State trait anxiety inventory von Spielberger, das die getrennte Erfassung von Angst als Zustand und Angst als Eigenschaft zuläßt (aber keine weitere Emotion), und der Mannheimer Erhebungsbogen der subjektiven Befindlichkeit (Mannheimer ESB) mit den Faktoren Angst, Depression und Asthenie. Von der ursprünglich 35 Doppelitems umfassenden Erstform (Abb. 4) existiert inzwischen auch eine 20 Doppelitems umfassende Kurzform (Abb. 5).

Der Patient muß sich zwischen 2 Gegensatzpaaren für eine von 7 Bewertungsmöglichkeiten entscheiden. Diesen Bewertungen werden Zahlen von 1 bis 7 zugeordnet. Die Faktorenscores errechnen sich aus dem arithmetischen Mittelwert der Summe der für einen Faktor meistladenden Items. In Abb. 6 ist ein ausgefüllter Kurz-ESB dargestellt. Die Berechung der Faktorenscores wird im folgenden erläutert:

Die Doppelitems 1, 4, 7, 8, 12, 15, 18 sind die Angstitems (s. Tabelle 1),
die Doppelitems 2, 5, 9, 10, 13, 16, 19 sind die Depressionsitems (s. Tabelle 2),
die Doppelitems 3, 6, 11, 14, 17, 20 sind die Asthenieitems (s. Tabelle 3).

Angstscore: Bewertung Item 1 (= 5) + Item 4 (= 4) + Item 7 (= 4) + Item 8 (= 5) + Item 12 (= 7) + Item 15 (= 6), dividiert durch die Anzahl der Items (= 7).

$$\frac{5 + 4 + 4 + 5 + 7 + 6}{7} = \frac{31}{7} = 4,4.$$

Der Angstscore beträgt 4,4.

Depressionsscore: Bewertung Item 2 (= 3) + Item 5 (= 4) + Item 9 (= 6) + Item 10 (= 6) + Item 13 (= 7) + Item 16 (= 6) + Item 19 (= 5), dividiert durch die Anzahl der Items (= 7).

$$\frac{3 + 4 + 6 + 6 + 7 + 6 + 5}{7} = \frac{37}{7} = 5,3.$$

Der Depressionsscore beträgt 5,3.

Astheniescore: Bewertung Item 3 (= 3) + Item 6 (= 2) + Item 11 (= 4) + Item 14 (= 4) + Item 17 (= 3) + Item 18 (= 2) + Item 20 (= 3), dividiert durch die Anzahl der Items (= 6).

$$\frac{3 + 2 + 4 + 4 + 3 + 3}{7} = \frac{19}{6} = 3,2.$$

Der Astheniescore beträgt 3,2.

Prinzipiell sind Faktorenscores zwischen 1 und 7 möglich. Je höher der Score, um so besser die jeweilige Emotion. Ein Angstscore von 1 bedeutet extrem starke Angst, ein Angstscore von 7 gar keine Angst. Dasselbe gilt für die Faktoren Depression und Asthenie.

Gut geeignete Fragebögen zur Emotionsmessung in der präoperativen Phase sind das State trait anxiety inventory von Spielberger (Nur Angst!) [195] und die Erlanger Angstskala (Nur Angst!) [85].

Visuelle Analogskalen haben den Vorteil des höheren Intervallskalenniveaus (sogar das Verhältnisskalenniveau wird diskutiert) sowie der sehr einfachen Durchführbarkeit. Außerdem lassen sich mit visuellen Analogskalen Messungen in sehr kurzen Zeitabständen durchführen. Orientiert an den faktorenanalytisch gewonnenen Ergebnissen des ESB wurden zur Durchführung von Longitudinalstudien visuelle Analogskalen für Angst, Depressivität und Asthenie entworfen (Abb. 7).

Ein Grundproblem der Messung von Emotionen mit Selbstbeurteilungsmethoden stellt die Interpretation der Ergebnisse dar: Gibt ein Patient präoperativ an, Angst zu haben, so ist dies durchaus glaubhaft. Relativ unproblematisch ist auch die Bewertung der Aussage eines Patienten, daß er ein mittleres Angstniveau hätte. Problematisch ist die Aussage eines Patienten, der präoperativ sagt, angstfrei zu sein. Hier ist zu entscheiden, ob ein solcher Patient tatsächlich angstfrei ist oder Angst verleugnet oder einem ausgesprochen repressiven Angstabwehrstil zuzuordnen ist. Ein repressiver Angstabwehrmechanismus bringt eine Person dazu, eine möglicherweise bedrohliche Situation als gefahrlos zu deuten. Das Gegenteil sind Personen, die eine bedrohliche Situation vorwiegend im Sinne der schädigenden Komponente interpretieren. Diese werden in der Literatur meist als Sensitizer oder Intellektualisierer bezeichnet. Menschen mit repressiven Angstabwehrmechanismen neigen zu Verdrängung, Verleugnung, Reaktionsbildung, Verschiebung, Sublimierung, Reaktionen im Sinne der sozialen Erwünschtheit, Rationalisierung und tendieren ganz allgemein zur psychosomatischen Störung. Andererseits neigen Sensitizer zur Isolierung, Intellektualisierung, Kompensation, Depression bzw. Selbstaggression, Projektion, zu Phantasien, Tagträumen und zu zwangsneurotischen Reaktionen (s. auch Kap. 5). Bei der Verwendung von Meßinstrumenten, die Menschen entlang des bipolaren Konstrukts Repression/Sensitisation [122] einordnen, zeigte sich, daß in der präoperativen Phase die Mehrzahl aller Patienten einen repressiven Angstabwehrmechanismus hat und nur ganz wenige als Sensitizer eingeordnet werden können.

Weder Meßinstrumente, die Represser von Sensitizern trennen sollen [122], noch Meßinstrumente, die die Tendenz des Probanden zur sozial erwünschten Antwort erfassen sollen, können nach eigenen Untersuchungen die Frage beantworten, ob ein Patient, der angibt, präoperativ angstfrei zu sein, tatsächlich angstfrei ist oder aber Angst verleugnet [152, 173]. Dies wäre jedoch von außerordentlicher Bedeutung, da bekannt ist, daß (scheinbar?) angstfreie Patienten durchaus als Risikopatienten angesehen werden können, da sie zur Entwicklung extremer psychophysiologischer Reaktionen neigen. Insbesondere bei der Betrachtung psychophysiologischer Korrelationen sollte diesem Umstand Rechnung getragen werden. Es empfiehlt sich beispielsweise bei der Untersuchung von Zusammen-

Liebe Patientin,

an den Enden der Linien (s. unten) sind extreme Gefühle bezeichnet. Bitte machen Sie auf jeder dieser Linien ein Kreuz dahin, wo Sie sich momentan gefühlsmäßig einordnen würden.

Ich habe überhaupt keine Angst	________________	Ich habe extrem große Angst
Ich bin sehr hoffnungsvoll	________________	Ich bin extrem niedergeschlagen
Ich fühle mich sehr stark	________________	Ich fühle mich extrem schwach

Ich habe überhaupt keine Angst	________________	Ich habe extrem große Angst
Ich bin sehr hoffnungsvoll	________________	Ich bin extrem niedergeschlagen
Ich fühle mich sehr stark	________________	Ich fühle mich extrem schwach

Abb. 7. Visuelle Analogskalen zur Erfassung von Angst, Depression und Asthenie zu 2 Meßzeitpunkten

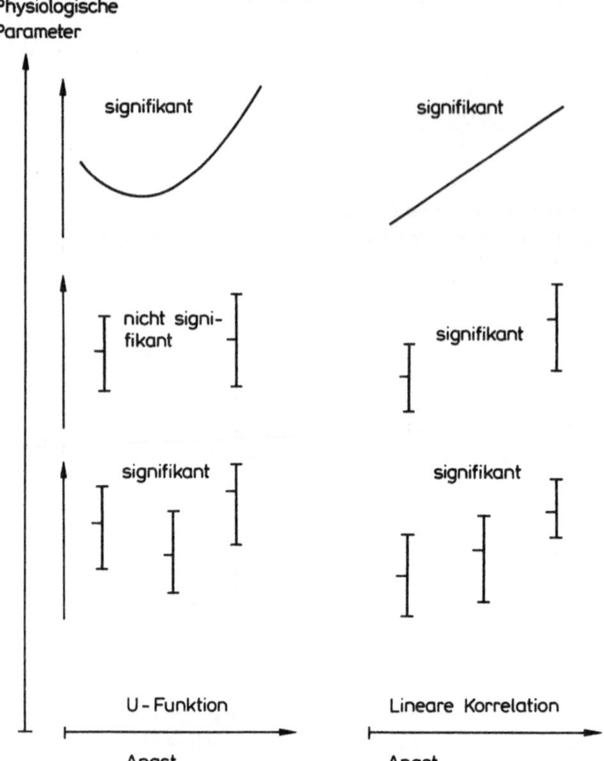

Abb. 8. Darstellung des Problems der Zweiteilung von Kollektiven bei „wahren" kurvilinearen psychophysiologischen Zusammenhängen. Die Dreiteilung deckt diesen „wahren" Zusammenhang auf. „Wahre" lineare Zusammenhänge werden durch Zwei- und Dreiteilung ermittelt

hängen zwischen emotionaler und physiologischer Streßreaktion in Querschnittsuntersuchungen auf Kurvilinearität zu prüfen. Schematisch sind in Abb. 8 ein kurvilinearer und ein linearer psychophysiologischer Zusammenhang zwischen einem physiologischen Parameter und der Emotion Angst dargestellt. Ist der psychophysiologische Zusammenhang in Wirklichkeit kurvilinear im Sinne einer annähernden U-Funktion (links oben), so würde eine Zweiteilung des Kollektivs in „niedrig" und „hoch angstvolle Patienten" diesen Zusammenhang, v. a. bei kleinen Kollektiven, verdecken, weil die physiologisch wenig belastete Mittelgruppe anteilig der Niedrig- und Hochangstgruppe zugeschlagen würde. Anders hingegen, wenn das Kollektiv in 3 Gruppen eingeteilt wird: eine Hoch-, Mittel- und Niedrigangstgruppe. Hier wird der Zusammenhang (links unten) deutlich. Ist die psychophysiologische Korrelation hingegen linear, so findet man deutliche Unterschiede sowohl bei der Zweiteilung der Gruppe, aber auch bei der Dreiteilung (rechts oben, Mitte, unten). Es empfiehlt sich deshalb meines Erachtens immer, bei ausreichend großen Kollektiven im Rahmen von Querschnittsuntersuchungen eine Dreiteilung vorzunehmen.

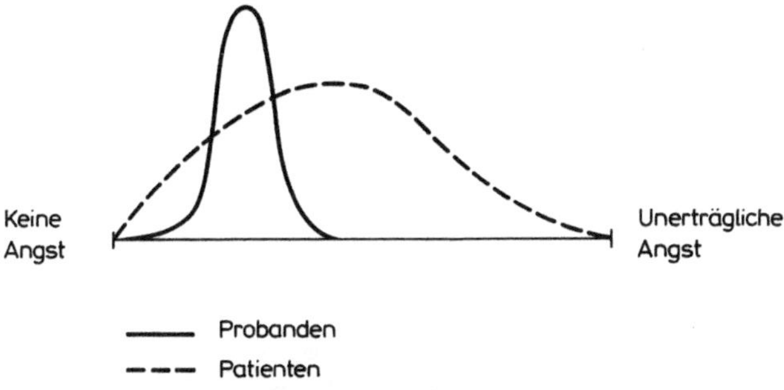

Abb. 9. Schematische Darstellung der unterschiedlichen Kollektive bei der Ermittlung von Q- und T-Daten

7.2.3 Problematik der T-Daten

T-Daten sind das Ergebnis von Verhaltensmessungen in standardisierten Untersuchungssituationen. Diese sind in der Regel in der klinischen Forschung zum präoperativen Streß nicht erhebbar. T-Daten sind äußerst zuverlässig, ihre Übertragbarkeit und Aussagekraft für die klinische Realität jedoch äußerst begrenzt: Die Problematik von T-Daten, beispielsweise bei der Prüfung von anxiolytischen Pharmaka bei freiwilligen Probanden im Labor, ist schematisch in Abb. 9 dargestellt. Hier wurde die anxiolytische Wirkung von Flunitrazepam bei 7 freiwilligen Probanden mit dem State trait anxiety inventory geprüft [143]. Die Autoren fanden einen sehr interessanten Angstanstieg nach Gabe dieses Anxiolytikums, den sie u. a. auf die zunehmende Sedation, die von den Probanden als unangenehm empfunden wurde, zurückführen. In eigenen Untersuchungen zeigte sich jedoch eine sehr gute anxiolytische Wirkung von Flunitrazepam zur Prämedikation. In einer Untersuchung bei Patientinnen vor abdominellen und vaginalen Uterusexstirpationen fanden wir jedoch im State trait anxiety inventory einen Score von 45 ± 11, d. h. sehr hoch mit hoher Variabilität, im Gegensatz zu den freiwilligen Probanden, die einen Score von 33 ± 1,5 aufwiesen. Die schematische Darstellung in Abb. 9 zeigt, daß es sich in beiden Untersuchungen wahrscheinlich um 2 völlig unterschiedliche Kollektive handelt.

Insgesamt muß festgehalten werden, daß für eine zuverlässige Messung der emotionellen (subjektiv verbalen) Komponente der Streßreaktion Selbstbeurteilungsverfahren durch den Patienten angewendet werden sollen. Fremdbeurteilungsverfahren, beispielsweise durch den Anästhesisten, sind nicht hinreichend zuverlässig. Die Übertragung von Ergebnissen bei freiwilligen Probanden auf die klinische Situation ist problematisch. Als Selbstbeurteilungsverfahren im Rahmen von wissenschaftlichen Untersuchungen bieten sich der Mannheimer Erhebungsbogen der subjektiven Befindlichkeit und das State trait anxiety inventory nach Spielberger besonders an. Inwieweit visuelle Analogskalen sinnvoll angewendet werden können, muß vorläufig noch dahingestellt bleiben. Eigene Ergebnisse sind sehr ermutigend [204]. So korrelieren der Faktor Angst im ESB mit der visuellen Analogskala (VAS) Angst hochsignifikant mit $r = 0,85$ (Abb. 10).

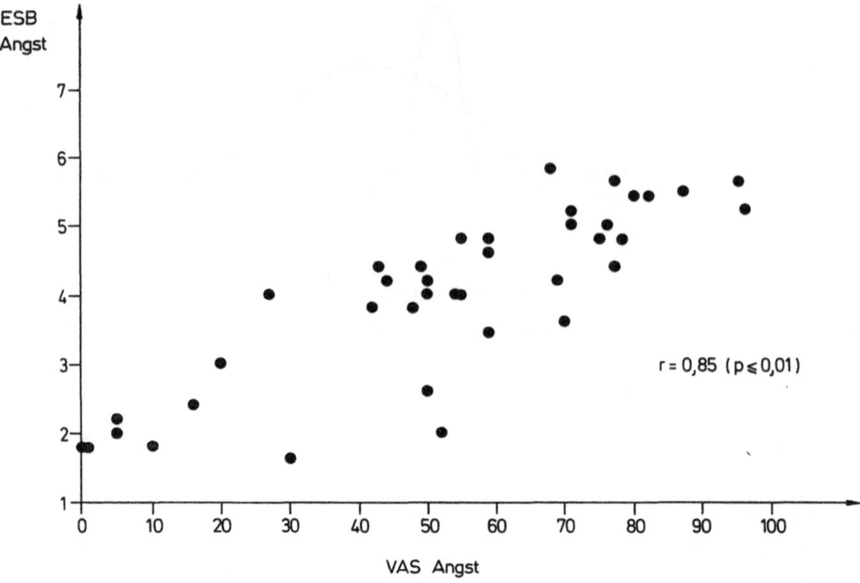

Abb. 10. Zusammenhang zwischen dem Faktorenscore (ESB) Angst und den Ergebnissen der VAS Angst

7.2.4 Bemerkungen zu testtheoretischen Gütekriterien

Hier noch einige Bemerkungen zu testtheoretischen Gütekriterien, denen ein psychologischer Test genügen muß. Das Kriterium der Objektivität, d. h. die Gewährleistung der Unabhängigkeit der Testergebnisse vom Untersucher und Auswerter, steht sicherlich nicht in Zweifel. Hingegen muß gefragt werden, ob ein Gütekriterium wie das der Reliabilität auf Meßmethoden, die etwas so leicht und schnell Veränderliches wie beispielsweise Angstzustände erfassen sollen, überhaupt sinnvoll angewendet werden kann. Die Validität betrifft die Genauigkeit, mit der das erfaßt wird, was erfaßt werden soll. Dies beinhaltet unter anderem, daß der Zusammenhang des Meßresultats mit dem jeweiligen Außenkriterium für das zu Messende möglichst eng sein soll. Nun muß natürlich gefragt werden, was ein ähnlich zuverlässiges Außenkriterium für Angst ist wie die verbale Aussage des Patienten. Ist es die Herzfrequenz, das Auftreten von kaltem Schweiß oder ist es die Fremdbeurteilung? Bereits die dargestellten und auch die nachgewiesenen kurvilinearen Zusammenhänge machen eine Validitätsbestimmung äußerst schwierig.

7.2.5 Zusammenfassende Beurteilung psychometrischer Methoden zur Erfassung der präoperativen emotionellen Streßkomponenten

Eine zusammenfassende Beurteilung der Qualität einzelner Meßinstrumente (z. B. Mannheimer ESB, State trait anxiety inventory [195], Emotionalitätsinventar [217], Erlanger Angstskala [85], Persönlichkeitsfragebögen [66, 67] u. a.) im Zusammen-

40

hang mit dem präoperativen Streß ist schwierig. Müller et al. [156] haben sich detailliert mit diesem Problem auseinandergesetzt. Auch Ulsamer et al. [219] und unsere Arbeitsgruppe sind sich über folgende Beurteilungen weitgehend einig: Standardisierte Meßverfahren sind meistens zur Messung psychopathologischer Zustände entwickelt worden. Sie enthalten in der Regel Items, die der präoperativen Situation des Patienten nicht angemessen sind. Sie sind eigentlich nur dann angezeigt, wenn Zusammenhänge zwischen präoperativem Streß und Persönlichkeitsmerkmalen sowie diesen und anästhesierelevanten Parametern untersucht werden sollen. Außerdem eignen sie sich zur Psychometrie im Rahmen von Querschnittsuntersuchungen.

Selbstkonstruierte Meßverfahren, die im Hinblick auf testtheoretische Gütekriterien für operative Patienten entwickelt wurden, aber meist nicht hinreichend standardisiert sind, erwiesen sich jedoch als gute, klinisch brauchbare und ausreichend zuverlässige Meßinstrumente (ESB, EAS, VAS). Bei ausreichend leichter Handhabung für den Patienten sind sie geeignet für Querschnittsuntersuchungen, aber auch für die Überprüfung therapeutischer Interventionen zur Reduktion des präoperativen Stresses im Rahmen von Längsschnittuntersuchungen. Es gibt jedoch Hinweise dafür, daß visuelle Analogskalen deutliche Vorteile gegenüber Fragebögen aufweisen. Diese Vorteile betreffen im wesentlichen die einfachere Handhabung sowie möglicherweise die Zuordnung zu einem höheren Skalenniveau.

Zur Psychometrie im klinischen Alltag: Da sowohl die emotionalen als auch die physiologischen Komponenten des Stresses für den Patienten als Ganzes belastend sind, ist es notwendig, daß der klinisch tätige Arzt Psychometrie im einfachsten Sinne durchführt. Dies geschieht am einfachsten in der Form, daß er den Patienten fragt: „Haben Sie Angst?", und ihm die Antwortmöglichkeiten „viel Angst", „mittelmäßig Angst" und „keine Angst" gibt. Die Beantwortung dieser Frage mit 3 Antwortmöglichkeiten zu den Ergebnissen des Faktors Angst im Mannheimer ESB korrelierte bei 130 Patienten mit $p \leq 0{,}0001$ [152]. Das heißt, daß die einfache Befragung des Patienten nach seiner Angst sehr zuverlässig ist.

7.3 Physiologische Streßparameter

Als physiologische Meßgrößen dienen das Elektroenzephalogramm (EEG) und dessen Sonderformen, das Elektrookulogramm (EOG), das Elektromyogramm (EMG), das Elektrokardiogramm (EKG), der Blutdruck, die Herzfrequenz, die periphere Durchblutung, die elektrodermale Aktivität (EDA) und die Atmung.

7.3.1 Elektroenzephalogramm

Mit dem EEG werden elektrische Potentialschwankungen an der Schädeloberfläche registriert, die in Zusammenhang zu zerebralnervösen Prozessen stehen. Es sind Summenpotentiale elektrischer Vorgänge in kortikalen und subkortikalen Strukturen. Man unterscheidet δ-Wellen (0,5−4 Hz), θ-Wellen (4−8 Hz), α-Wellen

(8–13 Hz) und β-Wellen (13–21 Hz). Meßwerte des Elektroenzephalogramms sind wichtige Parameter in der Aktivierungsforschung. Im Wachzustand können Intensitätsgrade psychischer Anspannung festgestellt werden. Bei zunehmendem Verlust an Wachheit zeigen sich typische Veränderungen im EEG-Muster. Insgesamt ist das EEG jedoch ein viel zu grobes Maß, um feine Abstufungen der zerebralen Aktiviertheit weiter differenzieren zu können. EEG-Werte können dann Korrelate des subjektiven Befindens und Erlebens sein, wenn es sich um Änderungen des Aktivierungsniveaus im Sinne einer vermehrten Ruhigstellung handelt. Erwartungsgemäß sind Zusammenhänge zwischen habituellen Reaktionen aufgrund von Persönlichkeitsfaktoren sehr schwach.

Der Versuch, EEG-Werte zur Verifikation günstiger oder ungünstiger Prämedikationswirkungen als nahzu einzige Parameter zu verwenden, muß als gescheitert angesehen werden [202]. Der unkritische Umgang mit faszinierenden Untersuchungs- und Meßmethoden, zu denen das EEG zweifellos gehört, kann durch Scheingenauigkeit und Überinterpretation fast zu gefährlicheren Schlußfolgerungen führen als die Anwendung von Fremdbeurteilungsmethoden: Gerade in naturwissenschaftlich orientierten Fachgebieten wie dem der Anästhesie besitzen exakte Meßmethoden einen Vertrauensvorschuß, der bei kritischer Betrachtung dessen, was überhaupt gemessen werden kann, viel an Attraktivität verliert.

7.3.2 Evozierte Potentiale

Evozierte Potentiale sind phasische Potentialschwankungen, die als Reaktion auf einen spezifischen Reiz folgen. Sie werden über den entsprechenden sensorischen Projektionsfeldern des Kortex registriert. Sie stellen kortikale Erregungskorrelate auf optische, akustische, taktile oder Schmerzreize dar. Evozierte Potentiale sind ein interessantes Forschungsgebiet im Bereich der Schmerzmessung, ihre Bedeutung als Streßparameter ist bislang gering.

7.3.3 Kontingente negative Variation

Bei diesen Potentialformen handelt es sich um relativ langsame, negative Potentialschwankungen, die, ebenso wie die evozierten Potentiale, über ein Mittelungsverfahren aus der EEG-Spontanaktivität herausgefiltert werden. Die kontingente negative Variation ist wahrscheinlich ein Maß für kortikale Vorbereitungsprozesse, die einer Reaktion vorausgehen. Sie scheint ein gutes Maß für den Erfolg von Desensibilisierungsmaßnahmen, z. B. bei Prüfungsängsten, zu sein. Im Bereich „präoperativer Streß" liegen bislang keine Untersuchungen vor.

7.3.4 Elektrookulogramm

Mit dem Elektrookulogramm werden Augenstellung, Augenbewegung und Pupillenreaktion registriert und verarbeitet.

Augenbewegungen spielen bei visuellen Wahrnehmungsvorgängen eine wichtige

Rolle. Auch in der Schlafforschung hat dieser Meßparameter große Bedeutung (REM-Phase). Dasselbe gilt für den Nachweis der Wirkung optischer Suggestionen. Im Bereich „präoperativer Streß" wurde dieser Parameter bislang nicht untersucht.

7.3.5 Elektromyogramm

Das neuromuskuläre System spielt eine bedeutsame Rolle im präoperativen Streß. Es ist ein ausgezeichneter Indikator der Streßreaktion, gleichgültig ob es sich um Reaktionen des Angriffs (Anspannung, Bereitstellung) oder der Niederlage (Spannungsverlust) handelt. Mit der Elektromyographie wird der Tonus der quergestreiften Muskulatur gemessen. Das Elektromyogramm (EMG) liefert Summenpotentiale der im Ableitungsbereich erfaßten aktiven Muskelfasern. Neben dem EEG ist das EMG ein guter Indikator für Aktivation. So steigt bei Angstreaktionen die Muskelspannung an. Abhängig von der Art der Beanspruchung können unterschiedliche Muskelgruppen unterschiedlich aktiviert sein. Das EMG kann als objektiver Parameter der Muskelanspannung und im Rahmen des Biofeedback als Signal der Entspannung angewendet werden. Interessanterweise ist dieser Parameter meines Wissens präoperativ noch nicht untersucht worden.

7.3.6 Elektrokardiogramm und Herzfrequenz

Das Elektrokardiogramm (EKG) gibt diejenigen Spannungsveränderungen wieder, die an der Körperoberfläche auftreten und die durch die elektrischen Aktivitäten im Herzen hervorgerufen werden. Wichtige streßphysiologisch interessante Parameter, die aus dem EKG abgeleitet werden können, sind die Herzfrequenz, Extrasystolie sowie Endstreckenveränderungen.

Die Herzfrequenz sowie die Variabilität der Herzschlagintervalle stehen in enger Beziehung zu körperlicher Belastung und Emotionen. Bei steigender Belastung und emotionaler Erregung kommt es fast regelmäßig zu einem Anstieg der Herzfrequenz.

EKG-Merkmale und insbesondere die Herzfrequenz wurden im Zusammenhang mit präoperativem Streß relativ häufig untersucht. Die Ergebnisse werden im Kap. 9 ausführlich dargestellt.

7.3.7 Blutdruck

Neben der Herzfrequenz ist der arterielle Blutdruck die wesentliche Regelgröße im Herz-Kreislauf-System. Die Messung des Blutdrucks erfolgt in der Regel mit der Methode nach Riva-Rocci, nur selten ist die direkte Blutdruckmessung durch Katheterisierung eines arteriellen Blutgefäßes mittels eines Druckwandlers angezeigt.

Blutdruckveränderungen sind ebenso wie das Verhalten der Herzfrequenz recht gute Indikatoren für allgemeine somatische und psychische Aktivierungsvorgänge.

Herzfrequenz und Blutdruck sind Maße der Streßreaktion auf der Ebene des sympathischen Nervensystems. In der Regel kommt es im Streß zu einem Anstieg des systolischen und diastolischen Blutdrucks. Es ist interessant, daß systolischer und diastolischer Blutdruck in Abhängigkeit von der begleitenden emotionalen Streßreaktion ein unterschiedliches Verhalten aufweisen. So zeigte sich bei experimentell induziertem Ärger eine Zunahme des diastolischen Blutdrucks und ein Abfall der Herzfrequenz, hingegen bei Furchtreaktion ein Anstieg des systolischen Blutdrucks, der Atemfrequenz und der Hautleitfähigkeit. Ax [6] schloß daraus, daß Furchtreaktionen in der Regel von einer Adrenalinausschüttung begleitet sind, während Ärgerreaktionen eine Ausschüttung der beiden Katecholamine Adrenalin und Noradrenalin bewirken. Diese aufgrund sehr einfach erhaltener Meßparameter aufgestellte Hypothese wurde erst kürzlich von Frankenhäuser durch Messung der Katecholamine bestätigt [77].

Der Blutdruck gehört zu den am häufigsten gemessenen physiologischen Streßparametern in der präoperativen Phase (s. Kap. 9).

7.3.8 Periphere Durchblutung

Durchblutungsänderungen werden durch Messung von Volumenveränderungen in bestimmten Körperteilen registriert. Eine Zunahme der Aktivität des sympathischen Nervensystems bewirkt z. B. in Fingern und Händen eine Vasokonstriktion mit der Folge der Durchblutungssenkung, in der Skelettmuskulatur (z. B. Arm) eine Vasodilatation mit der Folge der Mehrdurchblutung. Volumenveränderungen werden plethysmographisch erfaßt. Insgesamt haben Meßwerte der peripheren Durchblutung nur geringe Bedeutung im Rahmen der Streßforschung, da sie als indirekte Parameter der Sympathikusaktivität angesehen werden müssen. Unterschiedliche Durchblutungsgrößen haben jedoch eine gewisse Bedeutung im Zusammenhang mit beobachtbaren Streßparametern, so z. B. bei der Feststellung von Blässe, kalten Extremitäten u. a. durch den Beobachter (z. B. Schwester, Anästhesist).

Plethysmographische Untersuchungen im Zusammenhang mit präoperativem Streß wurden bislang nicht durchgeführt.

7.3.9 Elektrodermale Aktivität

Im Rahmen der Psychophysiologie werden hautelektrische Phänomene häufig gemessen. Die Häufigkeit der Anwendung dieser Meßparameter steht in umgekehrtem Zusammenhang zur Eindeutigkeit ihrer Aussage. Hautelektrische Phänomene gehören zu den problematischsten Meßwerten in der physiologischen Psychologie überhaupt [220].

Maße der elektrodermalen Aktivität sind der elektrische Hautwiderstand und dessen Änderungen. Man unterscheidet kurzfristige phasische Schwankungen und längerdauernde, langsame Niveauverschiebungen, sog. tonische Veränderungen. Zu letzteren zählt das Hautleitwertniveau. Katkin und seine Arbeitsgruppe [110] konnten zeigen, daß eine enge und konsistente Relation zwischen experimentell

induziertem Streß und der Zunahme der Spontanfluktuationen des Hautleitwert-
niveaus besteht, während kaum ein Zusammenhang zwischen diesen Reaktionen
und den subjektiven Angaben über Angst oder Furcht festgestellt werden
konnte.

Parameter der elektrodermalen Aktivität wurden auch im Zusammenhang zum
präoperativen Streß insbesondere von der Arbeitsgruppe von Williams [228]
untersucht.

7.3.10 Atmung

Die Atmung dient dem Gasaustausch. Über Atemfrequenz und Atemtiefe wird die
Sauerstoffaufnahme und die Kohlendioxidabgabe reguliert. Die im Rahmen der
Psychophysiologie am häufigsten verwendeten Meßgrößen sind die Atemfrequenz
und Atemvolumina, Sauerstoffaufnahme, arterielle Sauerstoffpartialdrücke, CO_2-
Abgabe, Kohlendioxidpartialdrücke und andere blutgasanalytische Werte werden
vereinzelt bestimmt.

Die Atmung wird sowohl unwillkürlich als auch bewußt reguliert und
manipuliert. Bei psychischer Belastung wird eine frequente und flache Atmung
beobachtet, psychische Erregung (Freude, Entsetzen) führt hingegen zu einer
deutlichen Erhöhung der Inspirationsaktivität.

Im Zusammenhang mit dem präoperativen Streß wurden Atmungsparameter nur
selten gemessen. Psychophysiologische Zusammenhänge konnten nicht hergestellt
werden [205].

Eine ausgezeichnete Übersicht über psychophysiologische Untersuchungsmethoden stellt das Kapitel Psychophysiologische Meßmethoden von Vaitl [220] im
Lehrbuch der Klinischen Psychologie dar.

7.3.11 Interpretationsprobleme physiologischer Streßparameter

Die Interpretation physiologischer Meßparameter im Zusammenhang mit dem
präoperativen Streß ist in mehrfacher Hinsicht problematisch.

Auf die Gefahr des unkritischen Umgangs mit physiologischen Meßmethoden,
beispielsweise dem EEG, wurde bereits hingewiesen. Die Objektivität physiologischer Meßwerte besitzt bei naturwissenschaftlich orientierten Ärzten einen
Vertrauensvorschuß, der vielfach nicht gerechtfertigt ist. Es muß als gefährlich
angesehen werden, wenn aufgrund der Diskrepanz zwischen Äußerungen des
Patienten und den Ergebnissen physiologischer Messungen die Glaubwürdigkeit des
Patienten in Zweifel gezogen wird. Schlimme Folgen zeitigte ein solches Vorgehen
bei Verwendung des Lügendetektors: Hier wird angenommen, daß dem physiologischen Meßwert (z. B. Hautwiderstand) mehr geglaubt werden kann als der
Aussage des Probanden. Die Korrelation zwischen psychischem und physiologi-
schem Meßwert ist in der Regel niedrig. Es ist dementsprechend nicht möglich, eine
eindeutige Zuordnung von physiologischen Prozessen zu psychischen Vorgängen zu
treffen. Außerdem sind die intra- und interindividuellen Varianzen in der Regel so
ausgeprägt, daß diese das Interpretationsproblem verstärken.

Insgesamt kann festgehalten werden, daß physiologische Streßparameter häufig zu einer Objektivierung des präoperativen Stresses bzw. der Wirksamkeit von Maßnahmen zur Streßreduktion herangezogen werden sollen, daß jedoch ihre Interpretation vorsichtig erfolgen muß. Eine Diskrepanz zwischen Meßwerten auf der emotionalen Ebene und physiologischen Meßwerten darf nicht dazu führen, der scheinbar größeren Objektivität der physiologischen Meßwerte zu vertrauen und die verbale Angabe des Patienten als Lüge abzustempeln.

7.4 Biochemische Streßparameter

Auf der physiologischen Ebene der Streßreaktion kommt es im wesentlichen zu einer Stimulation der Hypothalamus-Hypophysen-Nebennierenrinden-Achse sowie zu einer Stimulation der Aktivität des sympathischen Nervensystems. Prinzipiell können deshalb sowohl die hypothalamischen Releasinghormone, die Hormone des Hypophysenvorderlappens und der Nebennierenrinde als Streßparameter herangezogen werden. Auch der Anstieg des antidiuretischen Hormons wird im Zusammenhang mit Operationen (nicht in der präoperativen Phase) ebenfalls als Streß- und Schmerzparameter angesehen [164, 223, 224]. Im Zusammenhang mit dem Operationsschmerz wird auch eine maßgebliche Beteiligung des Renin-Angiotensin-Aldosteron-Systems diskutiert [183]. Es sollen hier die häufigsten und wesentlichsten biochemischen Streßparameter besprochen werden, die teilweise auch im Zusammenhang mit präoperativem Streß bereits untersucht wurden.

Zuverlässige Bestimmungsmethoden für die Hormone des Hypothalamus-Hypophysen-Nebennierenrinden-Systems (HHNNR-Systems) im Plasma sind die radioimmunologischen Methoden: Es handelt sich hierbei um eine Isotopenverdünnung, wobei radioaktiv markiertes Hormon und nichtmarkiertes Hormon um die Bindung an spezifische Hormonantikörper kompetieren. Problematisch können diese Methoden jedoch werden, wenn sich − wie beim ACTH − biologische und immunologische Aktivität in verschiedenen Anteilen des Moleküls befinden. Die nachfolgend aufgeführten „Streßhormone" werden heute in der Regel radioimmunologisch bestimmt.

7.4.1 Adrenokortikotropes Hormon

Die Konzentration des adrenokortikotropen Hormons (ACTH) im Plasma wurde bislang nicht zur Messung des präoperativen Stresses herangezogen. Das ACTH ist ein Peptid, das sich vom Propyomelanokortin ableitet. Es ist bekannt, daß große Mengen ACTH im Streß (beispielsweise auch bei Anästhesieeinleitung oder während der Operation) freigesetzt werden. Die Erhöhung der Plasma-ACTH-Konzentration im Streß geht der Erhöhung des Plasmakortisolspiegels voraus. Die zeitlichen Zusammenhänge zwischen Plasma-ACTH und Plasmakortisolkonzentrationsverläufen im Streß sind in Abb. 11 schematisch dargestellt.

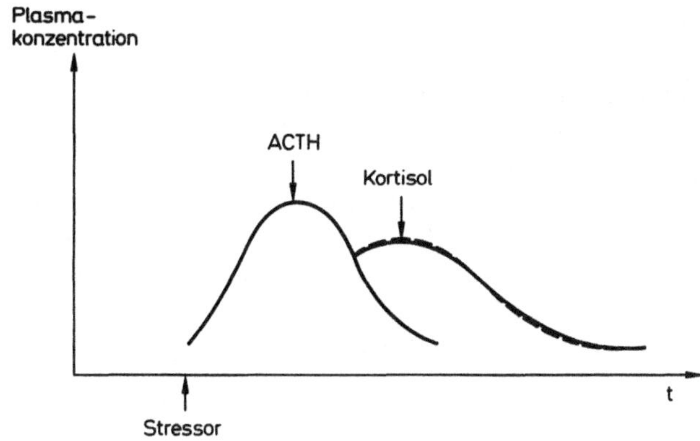

Abb. 11. Konzentrationsverläufe von ACTH und Kortisol im Plasma in Abhängigkeit von der Zeit t

7.4.2 Kortisol

Das im Zusammenhang mit präoperativem Streß am häufigsten bestimmte Hormon ist das Kortisol. Die Plasmakortisolbestimmung sollte als Doppelbestimmung durchgeführt werden. Bei der von uns angewendeten Methode wird nach Hitzedenaturierung einem Aliquot der Serumprobe eine definierte Menge transkortingebundenes Kortisol mit Selen-75 zugegeben. Weil das zu messende Kortisol das radioaktiv markierte Testkortisol von seiner Eiweißbindung kompetitiv verdrängt, läßt sich die Kortisolkonzentration aus der gebundenen Radioaktivität bestimmen [157, 159]. Das klinisch-chemische Institut am Klinikum Mannheim gibt für die durchgeführte Kortisolbestimmung eine Präzision zweier Kontrollseren mit dem durchschnittlichen Interassayvariationskoeffizienten von 7,2% an. Wenn Doppelwerte deutlich voneinander abweichen, sollten die Bestimmungen wiederholt werden.

Die Glukokortikoide und hier das Kortisol nehmen eine zentrale Stellung in der Streßphysiologie ein. Die Freisetzung von Glukokortikoiden aus der Nebennierenrinde soll zum Ziel haben, Nährstoffe aus den Geweben zur Energiebereitstellung zu mobilisieren. Sie erhöhen außerdem die Reaktivität adrenerger Rezeptoren für Katecholamine. Dies geschieht wohl über eine vermehrte Natriumchlorideinlagerung in die Gefäßwand. Hieraus resultiert letztlich, daß Noradrenalin und andere vasopressorisch wirkende Substanzen nur in Anwesenheit von Kortisol wirksam werden.

Das Kortisol wird aus der Nebennierenrinde nach Stimulation durch das hypophysäre adrenokortikotrope Hormon freigesetzt. Die Stimulation des Kortisols durch ACTH erfolgt zwar schnell, jedoch verzögerter und träger als durch Stimulation mit Hilfe des erst kürzlich identifizierten und synthetisierten Kortikotropin-Releasing-Faktors aus dem Hypothalamus.

Obgleich die Bestimmung des Plasmakortisols als Streßparameter aufgrund der relativen Trägheit sowohl der Ausschüttung als auch des Abbaus kritisiert werden kann, stellt sie doch einen wesentlichen Parameter zur Beurteilung der Streßreaktion auf der Ebene des HHNNR-Systems dar.

7.4.3 Prolaktin

Prolaktin ist ein physiologischer Streßparameter, dessen Interpretation besonders
schwierig ist. So ist bekannt, daß dann, wenn ein Versuchsleiter bei weiblichen
Probanden, z. B. Studentinnen, die Brustwarze berührt, ein steiler Prolaktinanstieg
zu verzeichnen ist. Zum Prolaktinanstieg kommt es auch während Narkosen [183].
Eigene Untersuchungen haben gezeigt, daß unter mehreren physiologischen
Streßparametern lediglich das Prolaktin, ebenfalls radioimmunologisch bestimmt,
keinen Anstieg erfuhr [210]. Die Bestimmung dieses Hormons ist zwar wenig
problematisch, die Interpretation jedoch sehr schwierig.

7.4.4 Antidiuretisches Hormon

Das antidiuretische Hormon (ADH) wird ebenfalls häufger im Zusammenhang mit
der Anästhesie untersucht [183, 223, 224].

Zusammenhänge zum präoperativen Streß, insbesondere Korrelationen zu
emotionalen Streßreaktionen, wurden jedoch bislang nicht festgestellt. Es ist
bekannt, daß ADH als Reaktion auf Schmerzreize im Nucleus supraopticus
vermehrt sezerniert und produziert wird. Inwieweit dies jedoch in Zusammenhang
mit Streß — wie er eingangs definiert wurde — steht, ist bislang nicht bekannt.

7.4.5 Adrenalin und Noradrenalin

Die Blutdruck- und Herzfrequenzsteigerungen durch Aktivierung des sympathischen Nervensystems wurden bereits besprochen.

Wesentliche biochemische Parameter der Aktivität des sympathischen Nervensystems sind die Plasmakatecholaminspiegel.

Die wirksamen Hormone des Nebennierenmarks sind Adrenalin und Noradrenalin. Sie werden in den Zellen des sympathischen Nervengewebes und des
Nebennierenmarks in hoher Konzentration gespeichert. Geringe Mengen zirkulie-
ren im Plasma, wobei die normalen Spiegel für Noradrenalin bei 1−6 µg/l und für
Adrenalin bei 1 µg/l liegen. Acetylcholin sowie andere Substanzen, wie z. B. Insulin
oder Histamin, führen zur Ausschüttung von Katecholaminen aus den Nebennie-
renmarkzellen ins Blut. Die Reizung der sympathischen Nervenzellen bewirkt eine
Freisetzung von Noradrenalin, das anschließend zum größten Teil wieder von den
Nervenenden aufgenommen und in den Granula gespeichert wird.

Die Katecholamine lösen ein weites Spektrum von Wirkungen aus. Noradrenalin
ist ein α-Rezeptorenstimulator, Adrenalin wirkt sowohl auf die α- als auch auf die
β-Rezeptoren; meist dominiert die Wirkung auf die β- und hier v. a. auf die
β_1-Rezeptoren. Noradrenalin führt als α-Rezeptorenstimulator zur peripheren
Vasokonstriktion. Durch die Konstriktion der Arteriolen und Venolen erhöht sich
der periphere Widerstand, und es entwickelt sich eine Widerstandshypertonie mit
Erhöhung sowohl des systolischen als auch des diastolischen Blutdrucks. Die
Funktionen des Herzens und des Stoffwechsels werden wenig beeinflußt.

Adrenalin als überwiegender β-Rezeptorenstimulator steigert das Herzminutenvolumen und die Herzfrequenz. Es kommt zu einer Tachykardie, gekoppelt mit einem Anstieg des systolischen Blutdrucks (Minutenvolumenhochdruck). Der diastolische Blutdruck ändert sich nur unwesentlich.

Meßmethoden für Plasmakatecholamine sind fluorometrische Methoden (sehr niedrige Sensitivität!) [197] und radioimmunologische und radiozymatische Methoden [197, 212].

Adrenalin- und Noradrenalinkonzentrationen werden bei uns im Labor der nephrologischen Klinik (Dr. von Mittelstaedt, Dir. Prof. Dr. Strauch) radioenzymatisch bestimmt. In diesem Test wird mit Hilfe des Enzyms Katecholamin-O-methyltransferase (COMT) aus Rattenleber eine ^{3}H-Methylgruppe von tritiummarktiertem S-Adenosyl-L-methionin auf Noradrenalin und Adrenalin übertragen. Mit derselben Methode können auch Dopaminspiegel ermittelt werden. Die entstandenen ^{3}H-Methoxyderivate werden anschließend extrahiert und dünnschichtchromatographisch aufgetrennt. Danach werden die unter UV-Licht erkennbaren Banden isoliert und die Radioaktivität im Szintillationszähler gemessen. Die Radioaktivität einer Bande ist dem Gehalt der Probe an Adrenalin und Noradrenalin proportional. Anhand eines mitgeführten Katecholaminstandards mit bekannten Konzentrationen kann die in den Proben vorhandene Katecholaminmenge berechnet werden. Der Zeitaufwand beträgt für 5–10 Proben je nach Ausrüstung $1-1^1/_2$ Tage. Es sollten immer Doppelbestimmungen durchgeführt werden. Als Richtigkeitskontrolle kann das im Kit enthaltene Kontrollplasma eingesetzt werden.

7.4.6 Metabolische Streßparameter

Im Streß finden auch metabolische Veränderungen statt. Sie betreffen v. a. den Glukose- und Fettstoffwechsel. In der präoperativen Phase bei vorwiegend psychischer und weniger physischer Belastung findet sich ein Anstieg der Lipolyse bei unveränderter Lipidutilisation sowie ein Anstieg der Glykogenolyse bei ebenfalls gleichbleibender Glukoseutilisation. Dementsprechend finden sich Anstiege der freien Fettsäuren, des Glycerins und der Glukose im Serum.

Diese und andere Veränderungen von Stoffwechselgrößen sind in der Mehrzahl als Sekundäreffekte der Aktivitätssteigerung des sympathischen Nervensystems anzusehen. Sie wurden vereinzelt in Zusammenhang mit präoperativem Streß gemessen und werden in Kap. 9 besprochen.

7.4.7 Interpretationsprobleme biochemischer Streßparameter

Selbstverständlich beinhaltet die Diskussion biochemischer sog. Streßparameter ebenso wie die Diskussion physiologischer Streßparameter viele, auch Interpretationsprobleme. Bei vorwiegend klinischer Betrachtung ist das Verhalten von Blutdruck und Herzfrequenz ein guter, bewährter Indikator für Streß. Theoretisch betrachtet, gibt es hingegen nicht sehr viele Methoden zur Bestimmung des Aktivitätsniveaus des sympathischen Nervensystems. Die Plasmakatecholaminkonzentration ist nur ein, wenngleich wichtiger, Indikator.

Bei der Interpretation der Plasmakatecholaminkonzentration im Plasma ergeben sich jedoch 3 wesentliche Probleme:

Zunächst einmal gelangt nur eine kleine Menge des an den Nervenendigungen freigesetzten Noradrenalins ins Plasma. Der größte Teil wird durch Reuptakemechanismen wieder ins Nervengewebe aufgenommen. Konsequenterweise kann dementsprechend die Antwort auf eine Noradrenalinausschüttung, beispielsweise der Anstieg des peripheren Gefäßwiderstandes, um ein Vielfaches den Noradrenalinspiegel im Plasma überschreiten.

Das Enzym COMT methyliert Noradrenalin, bevor dieses in das zirkulierende Blut aufgenommen wird. Die im Plasma gemessene Aktivität von Noradrenalin ist demgemäß auch von der Menge des vorhandenen COMT abhängig.

Eine Aktivitätssteigerung des sympathischen Nervensystems betrifft auch die Nebennieren, die v. a. Adrenalin freisetzen. Da die Katecholamine von den Nebennieren direkt in das Blut abgegeben werden, ist in der Phase der Stimulation die Plasmakonzentration weitaus höher als die der Katecholamine, die an den Nervenendigungen freigesetzt werden.

Das 2. Problem betrifft im wesentlichen die Bestimmungsmethoden. Vielfach basierten die Methoden auf dem fluorometrischen Assay von Trihydroxyindol, das das Oxidationsprodukt von Adrenalin und Noradrenalin ist. Diese Methoden sind sehr ungenau. Es wird angenommen, daß die Unzulänglichkeit dieser Methoden der Plasmakatecholaminbestimmung eine größere Unzuverlässigkeit bedingt als die Messung der Urinmetaboliten. Dennoch erlaubt die Bestimmung der Katecholamine im Plasma genauere Verlaufsuntersuchungen. Die radioimmunologische Technik weist jedoch bedeutende Vorteile gegenüber dem fluorometrischen Assay auf. Die vielfältigen methodischen Variationen erlauben zudem keinen quantitativen Vergleich der Daten, wenn diese aus unterschiedlichen Laboratorien stammen.

Das 3. Problem betrifft die unspezifischen meßwertbeeinflussenden Faktoren der Methoden. Diese betreffen insbesondere die Art und Weise, wann und wie das Blut entnommen wird, den Zeitabstand bis zum Zentrifugieren, den Zeitpunkt der Kühlung und andere. Insgesamt wird über große Variationen der Werte selbst innerhalb der einzelnen Laboratorien berichtet.

Sehr ausführlich gehen Takki u. Tammisto [197] auf die Problematik der Plasmakatecholaminbestimmung ein.

Das Plasmakortisol als Aktivitätsindikator des HHNNR-Systems im Streß muß ebenfalls sehr kritisch betrachtet werden. Obgleich die radioimmunologischen Methoden bereits eine routinemäßige Bestimmung dieses Parameters in der Klinik erlauben, ist eine Interpretation im Problembereich „präoperativer Streß" außerordentlich schwierig.

Die Reaktion des HHNNR-Systems auf Stressoren ist träge, die relativ lange Halbwertszeit (ungefähr 4 h) des endogenen Kortisols relativ lang. Außerdem weist der Plasmakortisolspiegel eine zirkadiane Rhythmik auf. Diese zirkadiane Rhythmik jedoch und ihr günstiges Zusammentreffen mit üblichen Operationszeitpunkten am Morgen (der Plasmakortisolspiegel fällt am Vormittag ab, steigt im Streß jedoch an: daraus resultiert, daß ansteigende Plasmakortisolspiegel am Vormittag wohl als streßbedingt anzusehen sind) macht diesen Streßparameter jedoch wertvoll genug zur Messung der HHNNR-Komponente des präoperativen Stresses.

Insgesamt ist es bei der Interpretation sowohl der psychologischen als auch der

50

physiologischen Streßparameter notwendig, die Problematik eines jeden dieser Parameter detailliert zu kennen, um möglichst richtige Schlußfolgerungen zu ziehen. Solitäre Ergebnisse, insbesondere auch psychophysiologische Zusammenhänge bei kleinen Kollektiven, sind wohl nicht zuverlässig genug, um aus ihnen weitreichende Schlußfolgerungen zu ziehen. Es müssen große Kollektive untersucht und — aufgrund der sehr geringen psychophysiologischen Zusammenhänge — Übereinstimmungen bei Untersuchungswiederholungen, v. a. auch durch unterschiedliche Untersuchergruppen erzielt werden.

8 Perioperative streßrelevante Zusammenhänge: Antezedenzien und Konsequenzen des präoperativen Stresses

Die präoperative Streßsituation mit ihren emotionalen physiologischen und natürlich auch verhaltensmäßig motorischen Komponenten läßt sich in der Mitte eines zeitlichen Schemas einordnen, bestehend aus distalen und proximalen Antezedenzien und proximalen und distalen Konsequenzen [123]. Die aktuelle Streßsituation wird ausgelöst sowohl durch situative als auch durch personenspezifische Umstände. Die personenspezifischen Umstände, d. h. distalen Antezedenzien, können beispielsweise der soziale Status, frühere Erkrankungen, frühere Krankenhausaufenthalte, Operationen und anderes mehr sein. Die proximalen Antezedenzien sind im wesentlichen identisch mit den bereits ausführlich beschriebenen Stressoren. Hierzu gehören die aktuelle Erkrankung (Krebsverdacht), schmerzhafte Voruntersuchungen, die Hospitalisation, Beeinträchtigung von Bedürfnissen, bevorstehende Anästhesie und Operation und andere mehr. Proximale Konsequenzen stellen beispielsweise der intra- und postoperative Analgetika- und Sedativaverbrauch oder die Rekonvaleszenz, evtl. auch Veränderungen im sozialen Verhalten (z. B. gegenüber medizinischem Personal) dar. Distale Konsequenzen können sich manifestieren in Form von Einstellungen zu Ärzten, dem Krankenhaus, der Entwicklung von Streßbewältigungs- bzw. Abwehrmechanismen, der Entwicklung von Vermeidensverhalten u. a. m. Welche Bedeutung haben nun Antezedenzien und Konsequenzen des präoperativen Stresses? Die Beantwortung ist für die proximalen Antezedenzien (Stressoren) und proximalen Konsequenzen sehr einfach: Die Kenntnis der Stressoren erlaubt ihre Beeinflussung. Bekannte Stressoren können vermieden oder in ihrer Intensität abgeschwächt werden, mit dem Ziel der Streßreduktoin.

Proximale Konsequenzen der präoperativen Streßsituation sind u. U. vital bedeutsam: So kann die Narkoseeinleitung bei dem koronarkranken gestreßten Patienten durch überschießende adrenerge Reaktion deletär enden.

Dasselbe gilt für den Narkoseverlauf. Allgemein bekannte und spezifische Risiken stellen natürlich auch erhöhte Analgetika- und Sedativagaben in der postoperativen Phase dar. Auch die Rekonvaleszenz scheint in engem Zusammenhang zu bestimmten Merkmalen des präoperativen Stresses zu stehen.

Weniger eindeutig läßt sich die Bedeutung der distalen Antezedenzien bestimmen. Sie stellen in der Mehrzahl Variablen dar, die v. a. bei der Planung wissenschaftlicher Untersuchungen berücksichtigt werden müssen: Die emotionalen und physiologischen Streßkomponenten werden nicht nur durch die Stressoren allein bestimmt, sondern auch von personenspezifischen Umständen. Diese tragen zur Variabilität der Streßreaktion bei. Ihre Kenntnis dient deshalb der Variabilitätsreduktion. Ihre Berücksichtigung erlaubt es beispielsweise, den Einfluß unterschiedlicher Maßnahmen zur Streßreduktion an relativ kleinen Kollektiven zu prüfen. Im folgenden sollen deshalb einige distale Antezedenzien auf ihren Zusammenhang zu präoperativen Streßkomponenten, insbesondere emotionalen Streßkomponenten, betrachtet werden.

8.1 Antezedenzien des präoperativen Stresses

8.1.1 Geschlecht

Patienten weiblichen Geschlechts weisen vielfach präoperativ ein schlechteres psychisches Befinden, v. a. höhere Angst und ausgeprägtere Asthenie, auf als Patienten männlichen Geschlechts [14, 27, 33, 35, 58, 84, 98, 109, 175, 188, 205]. Erklärungsmöglichkeiten hierfür sind die unterschiedlichen Geschlechterrollen, zumindest in unserer Gesellschaft [230], die ausgeprägtere Tendenz männlicher Probanden zur Abgabe sozial erwünschter Antworten [54] sowie ihr ausgeprägteres repressives Streßbewältigungsverhalten. Patienten weiblichen Geschlechts wurden im Zusammenhang mit Operationen als neurotischer und angstvoller empfunden [35]. Neuere Ergebnisse von Fitzal et al. sowie Ulsamer et al. im Rahmen zweier Untersuchungen zur medikamentösen präoperativen Streßreduktion weisen in dieselbe Richtung [72, 219]. Die (scheinbare?) größere emotionale Belastung weiblicher Patienten kann nach eigenen Untersuchungen jedoch auch von anderen Faktoren beeinflußt sein: Frauen waren in der zitierten Feldstudie bei 379 Patienten in der mittleren und hohen Altersgruppe statistisch hochsignifikant überrepräsentiert, wiesen demgemäß auch auffällig häufig chronische Erkrankungen in der Anamnese auf und wurden häufiger kosmetisch verschlechternden Operationen unterzogen, insbesondere an der Mamma und im Abdominal-Retroperitonaeal-Raum. Das funktionelle Operationsergebnis war häufig verschlechternd, die Operationsindikation war häufiger ein Karzinom oder Karzinomverdacht. Sie hatten außerdem eine signifikant größere quantitative Anästhesievorerfahrung (205). Von anderen Untersuchern konnte ein Geschlechtsunterschied nicht festgestellt werden [33, 83]. Die Interpretation, weibliche Patienten seien emotional labiler oder gar gestörter, ist auf der Grundlage solcher Untersuchungen und in Unkenntnis anderer Antezedenzien sicher nicht gestattet. Insgesamt muß jedoch der Einfluß des Geschlechts als Einflußvariable bei der Planung von Untersuchungen zum präoperativen Streß berücksichtigt werden.

8.1.2 Lebensalter

Auf die Notwendigkeit der Beachtung des Lebensalters als befindlichkeitsbeeinflussenden Faktors wird in der Literatur hingewiesen [179]. Die Ergebnisse vorwiegend psychologischer Untersuchungen sind jedoch unterschiedlich: Sie variieren zwischen großer Angst bei mittlerem Lebensalter [205], großer Angst bei jungen Patienten [171] und keiner Altersabhängigkeit [35, 158]. In der bereits

zitierten eigenen Untersuchung [205] erwiesen sich Patienten mittleren Lebensalters
statistisch bedeutsam als angstvoller und schwächer als jüngere und ältere Patienten.
Daneben bestanden jedoch auch statistisch bedeutsame Zusammenhänge zu
anderen biographischen und anamnestischen Daten, die sich relativ zwanglos
erklären ließen. Die Patienten der hohen Altersgruppe wiesen hochsignifikant
häufiger chronische Erkrankungen auf, hatten mehr Anästhesie- und Operationsvorerfahrung und wurden häufiger im Abdominal-Retroperitoneal-Raum, am
Urogenitalsystem und der Mamma operiert bei zu erwartendem schlechteren
funktionellen und kosmetischen Operationsergebnis. Die Operationsindikation
war häufiger ein Karzinom oder Karzinomverdacht. Außerdem waren Patienten
weiblichen Geschlechts in der mittleren und hohen Altersgruppe überrepräsentiert.
Eigentlich war zu erwarten, daß Patienten hohen Lebensalters aus medizinischen
Gründen angstvoller und schwächer gefunden würden. Es war jedoch die mittlere
Altersgruppe, die die schlechteren Befindlichkeitsmerkmale aufwies. Erklärungsmöglichkeiten können in der psychosozialen Situation dieser Patientengruppe
gesehen werden [175]: Die Lebenssituation ist geprägt von der Verantwortung für
die Familie und von möglichen beruflichen, evtl. finanziellen Problemen, auf die
v. a. in der angloamerikanischen Literatur hingewiesen wird [14, 27, 35, 91, 158, 171,
175]. Anästhesie und Operation haben unter diesem Aspekt einen besonderen
Krisencharakter. Nicht selten entstehen in dieser Situation auch familiäre Konflikte
[14]. Das ausgeprägtere Schwächegefühl (Asthenie) dieser Altersgruppe kann
ebenfalls in der besonderen psychosozialen Situation gesehen werden: Patienten
mittleren Lebensalters nehmen in der Regel eine aktive Rolle im täglichen Leben
ein. Die präoperative Situation induziert in ihnen ein ungewohntes Gefühl der
Abhängigkeit und des Ausgeliefertseins. Es scheint notwendig, bei der Planung von
Untersuchungen zum präoperativen Streß auch das Lebensalter als Einflußvariable
mitzuberücksichtigen.

8.1.3 Vorerkrankungen

Bei mehreren Untersuchungen konnte festgestellt werden, daß Patienten mit
chronischen Erkrankungen in der Anamnese präoperativ emotional bedeutend
belasteter sind als nicht oder weniger vorbelastete Patienten [94, 140, 188]. Die
Gründe können sowohl im somatischen als auch im psychischen Bereich gesehen
werden: Chronische Erkrankungen, wie Herzinsuffizienz, Asthma bronchiale,
Diabetes mellitus u. a., führen durch verminderte Belastbarkeit zu einem körperlichen Schwächegefühl. Psychisch kann das Gefühl der Schwäche ausgelöst werden
durch die Abhängigkeit chronisch Kranker von Arzt und Medikamenten. Bei
Verwendung des Erhebungsbogens der subjektiven Befindlichkeit unterschieden
sich Patienten mit chronischen Erkrankungen im wesentlichen im Faktor Asthenie
von der gesünderen Vergleichsgruppe. Interessanterweise waren sie nicht signifikant
angstvoller und deprimierter, wiesen aber insgesamt ein schlechteres psychisches
Befinden auf. In diesem Zusammenhang ist auch der enge Zusammenhang zwischen
den Ergebnissen des ESB und der Persönlichkeitsdimension Neurotizismus
interessant: So weisen Patienten mit mehreren Operationen in der Anamnese einen
höheren Neurotizismusscore auf [121], und neurotische Patienten werden häufiger

operiert [97]. Der bekannte Zusammenhang zwischen Neurotizismus und Angst [83, 192] kann ebenfalls als Erklärungsmöglichkeit für diesen nichtsolitären Befund gesehen werden. Bei der Interpretation dieses Zusammenhangs darf jedoch die präoperative anästhesiologische Visite nicht unberücksichtigt bleiben. Patienten mit chronischen Erkrankungen in der Anamnese weisen in der Regel ein höheres Anästhesierisiko auf, über das sie vom Anästhesisten aufgeklärt werden [226]. Auch eventuelle notwendige ausgedehntere Voruntersuchungen können den Patienten bereits auf sein höheres Risiko aufmerksam machen. Es kann deshalb nicht ausgeschlossen werden, daß Patienten mit chronischen Vorerkrankungen aufgrund des höheren Anästhesierisikos ein schlechteres psychisches Befinden aufweisen.

Insgesamt bleibt festzuhalten, daß chronische Erkrankungen in der Anamnese in Zusammenhang zu präoperativen emotionalen Streßreaktionen stehen und deshalb ebenfalls als Einflußvariablen in Betracht gezogen werden müssen. Es erscheint außerdem unbedingt notwendig, den zeitlichen und inhaltlichen Zusammenhang zur anästhesiologischen Visite bei der Untersuchung und Interpretation psychologischer Variablen zu beachten. Diese Forderung wird selbst in kritischen Arbeiten im Bereich der medizinischen Psychologie zu wenig beachtet [39, 179].

8.1.4 Anästhesie und Operationsvorerfahrungen

Die Ergebnisse in der Literatur zu Zusammenhängen zwischen quantitativen Anästhesie- und Operationsvorerfahrungen und präoperativen Streßreaktionen sind uneinheitlich: Einige Autoren finden keinen Zusammenhang [5, 139], andere Autoren finden eine deutlich ausgeprägtere präoperative Angst bei mehrfach Operierten [85, 121, 175, 188]. Bei eigenen Untersuchungen [205] fand sich kein Unterschied in präoperativen Befindlichkeitsmerkmalen, gemessen mit dem ESB, und quantitativer Anästhesie- und Operationsvorerfahrung, hingegen fand sich bei Betrachtung der verbalen Angstangabe nach direkter Befragung ein deutlicher Zusammenhang zwischen hoher Angstangabe und mehrfachen Anästhesien und Operationen in der Anamnese. Die Diskrepanz zwischen den Fragebogenergebnissen und der verbalen Angstangabe kann mehrere Ursachen haben: Eventuell kommen bei direkter Befragung eher Angstabwehrmechanismen bei der Beantwortung zum Tragen als beim Ausfüllen eines Fragebogens. Patienten mit großer Anästhesie- und Operationsvorerfahrung wissen möglicherweise auch konkreter, welche unangenehmen Ereignisse auf sie zukommen, und haben möglicherweise die geringe Sinnhaftigkeit der Angstverleugnung, zumindest bei mündlicher Befragung, erkannt. Diese Erklärungen sind jedoch spekulativ. Spekulativ sind auch Annahmen, daß mehrere Krankenhausaufenthalte mit Anästhesie und Operation zu einer psychischen Traumatisierung im Sinne einer Neurotisierung geführt haben könnten [9, 10, 85, 121]. Dieser Annahme steht gegenüber, daß neurotische Patienten häufiger operiert werden [97]. Die Frage der Kausalität muß offenbleiben. Das Unbekannte der Situation — ein wesentlicher Stressor — ist besonders bedeutsam bei Patienten ohne Anästhesievorerfahrung. Andererseits kann die Kenntnis konkreter, unangenehmer Begleiterscheinungen der Anästhesie und Operation den präoperativen Streß beeinflussen. Positive Erfahrungen können zu einer Streßreduktion, negative Erfahrungen zu einer Streßinduktion führen. Es muß verwundern, daß bei

Durchsicht der Literatur die qualitative Anästhesievorerfahrung bislang kaum in die Betrachtung miteinbezogen wurde.

Erwartungsgemäß weisen Patienten, die angeben, schlechte Erfahrungen mit Anästhesie und Operation gemacht zu haben, ein statistisch signifikant schlechteres psychisches Befinden, größere Angst und ausgeprägtere Depression auf als Patienten mit guten Anästhesievorerfahrungen [205]. Dieses Ergebnis ist, geschlechts- und altersunabhängig, von erheblichem wissenschaftlichen und anästhesiologischen Interesse. Zu wissenschaftlichen Zwecken sollte dieser Parameter als wesentliche Einflußgröße in die Beurteilung von Ergebnissen miteinbezogen werden. Dies ist bislang nicht hinreichend geschehen. Die praktische Bedeutung dieses Ergebnisses kann darin gesehen werden, daß der Anästhesist im Gespräch eruieren muß, weshalb die Anästhesie negativ erlebt wurde. Er sollte versuchen, konkrete Erlebnisinhalte, die diese negativen Beurteilungen bewirkten und im Zusammenhang zur Anästhesie stehen, zu erfassen und auf sie im Gespräch und in der anästhesiologischen Praxis einzugehen. Negative Erlebnisinhalte können beispielsweise die Prämedikation (gegenteilige Effekte), Wartezeiten vor der Anästhesieeinleitung, das Anästhesieverfahren selbst (intravenöse Anästhesieeinleitung vs. Anästhesieeinleitung per inhalationem, Erwachen während der Anästhesie, Regional- vs. Allgemeinanästhesie usw.), die Aufwachphase (Erbrechen, Restkurarisierung usw.), postoperative Schmerzen (Analgesiemethode) u. a. betreffen. Es stehen heute ausreichend viele anästhesiologische Variationsmöglichkeiten zur Verfügung, um dem Patienten alternative Methoden vorzuschlagen, mit dem Ziel, das Erlebnis Anästhesie positiver zu gestalten und das präoperative psychische Befinden zu verbessern. Dies sollte während der anästhesiologischen Visite im Gespräch mit dem präoperativen Patienten geschehen.

8.1.5 Operationsindikation

Der präoperative Streß ist bei Patienten mit Karzinom oder Karzinomverdacht ausgeprägter als bei Vergleichsgruppen, wenn Eingriffe am offenen Herzen und neurochirurgische Eingriffe nicht berücksichtigt werden [133, 140, 205]. Sie sind präoperativ ausgeprägt angstvoller, depressiver und asthenischer als vergleichbare Patienten ohne Karzinom bzw. Karzinomverdacht. Dieser Parameter ist weitaus bedeutsamer für das Ausmaß des präoperativen Stresses als beispielsweise das Ausmaß der Beschwerden, die zu einer Operation führen. Der Einfluß dieser Operationsindikation auf den präoperativen Streß kann viele Ursachen haben: Die Unsicherheit bezogen auf das Operationsergebnis, die Zukunft, die Angst vor dem Tod. Viele Fragen können dem Patienten nicht beantwortet werden: Kann das Karzinom durch die Operation vollständig entfernt werden? Ist der Knoten in der Brust gutartig oder bösartig? Interessant ist in diesem Zusammenhang die Tatsache, daß beispielsweise das Ausmaß der Depression abhängig ist davon, ob bei vorgesehener Probeexzision aus der Mamma der vom Chirurgen geäußerte Karzinomverdacht groß oder klein ist: Bei großem Karzinomverdacht geben die Patientinnen ein größeres Ausmaß an Hoffnung an als bei geringerem Karzinomverdacht. Das Ausmaß der Depression bzw. der Hoffnung steht demgemäß im umgekehrten Verhältnis zum präoperativen Befund. Zu den existentiellen Problemen dieser Patienten gesellen sich Probleme, die die Familie betreffen: Was wird aus meinen Kindern, dem Partner? Patienten mit Karzinom und Karzinomverdacht sind präoperativ extrem belastet.

8.1.6 Kosmetische und funktionelle Operationsfolgen

Im Gegensatz zu den funktionellen Operationsfolgen stehen kosmetisch verschlechternde operative Eingriffe in engem Zusammenhang zu präoperativen Befindlichkeitsmerkmalen. Bei eigenen Untersuchungen [205] sind insbesondere weibliche Patienten häufiger von kosmetisch verschlechternden Operationsfolgen betroffen. Eine kosmetisch verschlechternde Operation beinhaltet für den Patienten eine Veränderung des Bildes vom eigenen Körper („body image"), was als Erklärung für diesen Befund gewertet werden kann [43, 70, 93, 105, 201]. Es ist interessant, daß in der Literatur keine weitere, diese Problematik behandelnde Untersuchung auffindbar ist.

Funktionell verschlechternde Operationsfolgen haben interessanterweise keinen Einfluß auf präoperative Streßmerkmale. Dieses Ergebnis der oben genannten Untersuchung scheint zu zeigen, daß es im psychischen Bereich keine kleinen und großen Operationen gibt, ebenso wie es keine kleinen und großen Narkosen gibt (s. auch [83]).

Die klinisch-praktische Konsequenz dieser Befunde ist von erheblicher Bedeutung: Der Anästhesist muß auf die emotionalen Bedürfnisse des Patienten, unabhängig von der Art, Schwere und Dauer der Anästhesie und Operation, eingehen.

8.2 Konsequenzen des präoperativen Stresses

8.2.1 Schlafstörungen

Bei eigenen Untersuchungen konnte festgestellt werden, daß ein Drittel aller präoperativen Patienten über schlechten Schlaf in der Nacht vor der Operation klagte [210]. Es bestand kein Zusammenhang zu emotionalen Streßparametern. Es ist bemerkenswert, daß trotz Verordnung von Schlafmitteln, insbesondere Barbituraten und/oder Benzodiazepinen, im Rahmen der präoperativen anästhesiologischen Visite eine große Zahl von Schlafstörungen festgestellt wurde. Es muß jedoch bedacht werden, daß eine Unsicherheit dahingehend besteht, ob diese Schlafmittel auch verabreicht oder eingenommen wurden. Schlafstörungen präoperativ sind häufig als streßbedingt anzusehen. Ihre Therapie muß als bislang nicht hinreichend gelöstes Problem angesehen werden. Blaha u. Galle [12] haben sich zum Problem der Schlafstörungen in der perioperativen Situation geäußert. Sie stellen fest, daß auch heute noch häufig Barbiturate eingesetzt werden, da sie die Forderung nach einem ausgeprägten hypnotischen Effekt uneingeschränkt erfüllen und bei einmaliger Applikation die Abhängigkeitsentwicklung vernachlässigt werden kann. Sie bemängeln allerdings, daß neue Behandlungsmöglichkeiten, die mit wesentlich weniger Nebenwirkungen behaftet sind, nicht hinreichend genutzt würden: die Verordnung von Benzodiazepinen. Sie warnen vor dem Einsatz von Barbituraten in Kombination mit Neuroleptika aufgrund nicht vorauskalkulierbarer Interaktionen und der möglichen Atem- und Kreislaufdepression. Sie empfehlen als abendliche Schlafmittel, v. a. bei ausgeprägten Angst- und Spannungszuständen, Benzodiazepine.

Obgleich bei unserer oben zitierten Untersuchung in der Mehrzahl auch Benzodiazepinderivate verordnet wurden, muß der Erfolg dieser Medikation in Zweifel gezogen werden. Folgende Interpretationsmöglichkeiten stehen zur Verfügung: Das verordnete Medikament wurde nicht verabreicht, das Medikament wurde nicht eingenommen, es wurde kein Medikament verordnet, oder aber das eingenommene Medikament war nicht wirksam. Es kann bislang nicht festgestellt werden, welcher dieser Interpretationsmöglichkeiten die größere Bedeutung zukommt.

8.2.2 Präoperativer Streß und Intubation

Große Verdienste um die Erforschung von Zusammenhängen zwischen präoperativem Streß und dem Verhalten physiologischer Parameter bei der Narkoseeinleitung kommt der Arbeitsgruppe um Williams [228, 229] zu. Sie propagierten eine Methode der physiologischen Angstmessung, wobei die Menge an Thiopental, die benötigt wurde, um den psychogalvanischen Hautreflex zum Erlöschen zu bringen, als ein Maß für Angst angesehen wurde. Es wurden hohe Korrelationen zwischen der Persönlichkeitseigenschaft Angst und der zur Narkoseeinleitung benötigten Menge an Thiopental gefunden. Auch andere Untersucher [186, 187] wiesen auf einen Zusammenhang zwischen psychischer Anspannung und Sedationstoleranz hin. Die Arbeitsgruppe um Williams beschäftigte sich außerdem mit dem Einfluß verschiedener Interviewtechniken am Abend vor der Operation und ihren Auswirkungen auf die präoperative Angst und den Thiopentalverbrauch zur Narkoseeinleitung [187]. Angstvolle Patienten profitierten sowohl von einem kurzen als auch einem langen Interview, nicht angstvolle Patienten wurden ängstlicher nach einem kurzen Interview. Sie benötigten signifikant mehr Thiopental zur Narkoseeinleitung als die Vergleichsgruppe. Bei eigenen Untersuchungen [205] fanden sich extreme Anstiege des Blutdrucks und der Herzfrequenz bei der Intubation. Ausgeprägt höhere Anstiege als in den Vergleichsgruppen fanden sich bei Patienten mit einem allgemein schlechten präoperativen psychischen Befinden und bei ausgeprägt depressiven, aber auch extrem hoffnungsvollen Patienten. Extreme Anstiege des systolischen Blutdrucks zeigten sich bei extrem angstvollen und angeblich angstfreien Patienten. Die Mittelgruppe lag mit dem systolischen Blutdruck auf einem deutlich niedrigeren Niveau. Auch diese Ergebnisse müssen vorsichtig interpretiert werden. Es handelt sich um statistische Auswertungen einer Feldstudie, bei der unterschiedlichste Patientengruppen vor unterschiedlichsten Operationen nach unterschiedlichsten Prämedikationen geprüft wurden. Dementsprechend geben diese Ergebnisse nur Hinweise darauf, welche psychischen Gruppen möglicherweise besonders betroffen sind. Da jedoch alle Patienten, unabhängig vom Ausmaß ihres präoperativen Stresses und ihrer Streßverarbeitungsmechanismen, bei Intubationsnarkosen dem Intubationsreiz ausgeliefert sind und dieser letztlich zu einem extremen Anstieg des Sympathikustonus führt, erscheint es bedeutsamer, Methoden zu entwickeln, die für alle Patienten, die intubiert werden müssen, wirksam sind, statt nur für Patienten, die besonders ausgeprägt auf den Intubationsreiz reagieren.

8.2.3 Präoperativer Streß und Anästhesieverlauf

Der Narkoseverlauf kann selbstverständlich direkten Einfluß auf die Rekonvaleszenz haben. Auf den Zusammenhang zwischen präoperativem Streß und Rekonvaleszenz wird in Abschn. 11.1 eingegangen.

Bereits 1954 wurde von Schmid-Schmidsfelden [180] eindringlich auf die Möglichkeit von Todesfällen in Narkose durch Angst hingewiesen. Der Autor berichtete von mündlichen Informationen über Todesfälle bei Patienten in Anästhesie, die auf ausgeprägte Angstzustände zurückgeführt wurden. Nähere Umstände wurden jedoch nicht berichtet. Es muß selbstverständlich bedacht werden, daß die Anästhesie der 80er Jahre nicht vergleichbar ist mit der Anästhesie der 40er und 50er Jahre. Die Möglichkeit der Intubation an jedem Operationstisch und die Möglichkeit der Reanimation ebenfalls an jedem Operationstisch hat dem „Abenteuer Narkose" viel an Dramatik genommen. Dennoch erscheint es wichtig und interessant festzustellen, daß der präoperative Streß trotz all dieser Möglichkeiten der modernen Anästhesie seine Spuren im Anästhesieverlauf hinterläßt. Auf die Ergebnisse der Arbeitsgruppe um Williams in bezug auf die Narkoseeinleitung wurde bereits hingewiesen. Eine andere Arbeitsgruppe berichtete 1978 auf dem Psychologenkongreß in Mannheim [47] über eine Untersuchung, in der sie den Zusammenhang zwischen verschiedenen psychologischen und physiologischen Angstindikatoren und dem Narkoseverlauf bei 115 Patienten überprüften. Sie fanden, daß Patienten mit einem deutlich erschwerten Narkoseverlauf (Urteile des Anästhesisten) vom Anästhesisten präoperativ sehr angstvoll gefunden wurden und einen höheren systolischen Blutdruck und eine höhere Herzfrequenz aufwiesen als die Vergleichsgruppe, Patienten mit einem völlig unauffälligen Narkoseverlauf. Berlin et al. [9] berichteten 1978 anläßlich der Jahrestagung der DGAI in Würzburg über eine Untersuchung bei 144 Patienten, wobei der Zusammenhang zwischen subjektivem psychischen Befinden und Narkoseverlauf untersucht wurde. Patienten mit schlechtem präoperativen Befinden lagen mit dem systolischen und diastolischen Blutdruck sowie der Herzfrequenz intraoperativ höher als Patienten mit gutem präoperativen Befinden. Sie wiesen außerdem ausgeprägtere Kreislaufschwankungen auf.

In der bereits besprochenen Untersuchung zur Risikoaufklärung präoperativer Patienten konnte festgestellt werden, daß durch Aufklärung über das Narkoserisiko das psychische Befinden der Patienten präoperativ verschlechtert wurde und dies mit einer präoperativ gesteigerten Herzfrequenz und einem erhöhten intraoperativen Narkosemittelverbrauch einherging. Dieser intraoperativ erhöhte Narkosemittelverbrauch kann zu erheblichen postoperativen Problemen führen: kurzfristig durch eine verlängerte Aufwachphase aufgrund hoher Dosen von Hypnotika, längerfristig durch die Gefahr atemdepressiver Wirkungen durch zu hohe Dosen von Opioiden oder aber Repetitionsgaben von Opioiden bei eingeschränkter Vigilanz. In einer prospektiven kontrollierten Studie unter Verwendung eines standardisierten Anästhesieverfahrens (Intubationsnarkose mit Benzodiazepin-Fentanyl-Lachgas-Sauerstoff-Anästhesie und Relaxation) wurde an einem sehr homogenen Kollektiv (abdominale Uterusexstirpation) die Häufigkeit von Komplikationen in Zusammenhang mit präoperativen Befindlichkeitsmerkmalen untersucht. Die Ergebnisse dieser Untersuchung lassen den Schluß zu, daß insbesondere hypertensive und tachykarde Krisen bei Patienten mit ausgeprägter Depression und bei Patienten mit ausgeprägter Asthenie tendenziell häufiger sind als bei den Vergleichsgruppen [206]. Zu ähnlichen Ergebnissen kamen auch andere Untersucher [9, 10, 121]. Obgleich diese Ergebnisse aus unterschiedlichen Gründen (die eigene Untersuchung leidet unter der relativ geringen Patientenzahl von 29) nicht überbewertet werden dürfen, so geben sie doch Hinweise darauf, daß der präoperative Streß auch nach der Anästhesieeinleitung Einfluß auf die Ausprägung physiologischer Parameter im Sinne einer hyperdynamen Kreislaufreaktion haben kann. Selbstverständlich könnte an dieser Stelle auch das Anästhesieverfahren diskutiert werden. Immerhin handelte es sich um eine Kombinationsanästhesie, bestehend aus Tranquilizer, Analgetikum, Sauerstoff-Lachgas-Gemisch und Muskelrelaxanzien. Interessanterweise wurden Zusammenhänge zwischen präoperativem Streß und Intubationsanästhesien mit Inhalationsnarkotika bislang nicht beschrieben. Es kann dies also auch ein methodenspezifisches Phänomen sein. Dennoch müssen diese Zusammenhänge, v. a. auch aufgrund der häufigen Anwendung solcher Anästhesieverfahren, festgehalten werden: Das Ausmaß des präoperativen Stresses bei den Patienten, die präoperativ ausgeprägt belastet sind, steht in Zusammenhang zum Narkosemittelverbrauch und zu Problemen während der Anästhesie.

Bei einer erst kürzlich publizierten Untersuchung [209] konnte festgestellt werden, daß das Auftreten vasovagaler Synkopen bei Anlegen der Spinalanästhesie eng mit der präoperativen emotionalen Streßreaktion zusammenhängt. Während Patienten mit gutem und vereinzelt Patienten mit schlechtem psychischen Befinden zur vasovagalen Synkope tendierten, wiesen Patienten mit mittlerem Befinden keine Komplikationen dieser Art auf. Mit zunehmender Angabe von Angstfreiheit (Verleugnung?) häuften sich die vasovagalen Synkopen. Möglicherweise können diese als Zeichen des Zusammenbruchs lange Zeit effektiver Streßverarbeitungsmechanismen bei Hinzukommen des Stressors Schmerzreiz (Nadelstich) interpretiert werden. Andererseits nahm der Verbrauch an Anxiolytika (verständlicherweise) mit zunehmender Angstangabe zu.

8.2.4 Präoperativer Streß und postoperativer Schmerz

Die Zusammenhänge zwischen präoperativem Streß und postoperativem Schmerz sind methodisch äußerst schwer zu ermitteln. Zwar kann die Häufigkeit der Applikation von Analgetika und Sedativa als Maß für Schmerz und Schmerzverhalten angesehen werden, doch unterliegt dieses Maß unterschiedlichen und möglicherweise auch einer Vielzahl von beeinflussenden Faktoren, die z. T. vom Patienten unabhängig sind. Hierzu gehören unterschiedliche, klinikabhängige

Methoden der Schmerztherapie, unterschiedliche Einstellungen der Ärzte und des
Pflegepersonals zum postoperativen Schmerz und nicht zuletzt unterschiedliche
Schmerzursachen in Abhängigkeit von der Art der Anästhesie und der Art der
Operation [52, 163]. Im Rahmen einer Feldstudie wurden die Häufigkeit von
Sedativa- und Analgetikagaben in einem Zeitraum von 48 h postoperativ als Maß zur
Ermittlung psychophysiologischer Zusammenhänge angewendet [205]. Diese
Methode ist selbstverständlich angreifbar. Es war jedoch im Rahmen dieser
Untersuchung weniger das Ziel, Schmerzbehandlungsstrategien zu untersuchen,
sondern Patientengruppen zu identifizieren, die derzeit auf Station unter der
Anleitung nicht anästhesiologischer, operativ tätiger Ärzte besonders häufig eine
pharmakologische Schmerztherapie verlangen. Dies beinhaltet natürlich nicht, daß
die häufige Einnahme von Analgetika und Sedativa eine Kritik am Schmerzverhalten und eine Wertung des Patientenverhaltens zur Folge hat. Beide Verhal-
tensformen sind wesentlich abhängig von der Suffizienz der Schmerztherapie und
damit auch abhängig vom Therapeuten. Genauso wenig sind natürlich auch keine
Medikamentengaben postoperativ generell als positiv zu bewerten. So ist z. B.
denkbar, daß ein therapiebedürftiger Schmerz nicht therapiert wurde. Dies ist dann
nicht selten, wenn der Patient aufgrund unzureichender Aufklärung oder aus
anderen Gründen seinen Schmerz nicht äußert. Insgesamt sind die Angaben zum
Zusammenhang zwischen präoperativem Streß und postoperativem Schmerz sehr
einheitlich [9, 29, 30, 83, 89, 145, 162, 163], und die Ergebnisse der eigenen
Untersuchung entsprechen sehr genau den Ergebnissen anderer Untersucher.

Die Schmerzintensität und die Häufigkeit postoperativer Analgetika- und
Sedativagaben stehen in Zusammenhang mit präoperativer Angst und der
Persönlichkeitsdimension Neurotizismus. Patienten mit ausgeprägten emotionalen
Streßreaktionen präoperativ erhalten postoperativ hochsignifikant mehr Analgetika
und Sedativa als Vergleichsgruppen. Der Zusammenhang zum Faktor Asthenie im
Mannheimer ESB und zur verbalen Angstangabe ist besonders auffällig. Kein
Zusammenhang besteht zum emotionalen Faktor Depression. Dies ist bemerkens-
wert und unterstreicht den Unterschied zwischen akutem und chronischem Schmerz:
Chronischer Schmerz steht in engem Zusammenhang zur Depression, der
postoperative Schmerz hingegen eher zur Angst, aber auch zur Asthenie. Das
Schmerzverhalten ist wesentlich auch von Angstverarbeitungsmechanismen abhängig [38]. Während Represser zunächst Schmerz besser ertragen als Sensitizer, sinkt
bei ihnen im Verlauf der Zeit die Schmerztoleranz, während sie beim Sensitizer
gleichbleibt.

Insgesamt muß der postoperative Analgetika- und Sedativaverbrauch in engem
Zusammenhang zu präoperativen Streßparametern, aber auch zur Persönlichkeitsdimension Neurotizismus gesehen werden. Ob nun situativen oder Persönlichkeitsmerkmalen die größere Bedeutung zukommt, kann bislang nicht entschieden
werden.

8.2.5 Präoperativer Streß und Rekonvaleszenz

Auf Zusammenhänge zwischen präoperativem Streß und Rekonvaleszenz, beispielsweise Anzahl von Komplikationen im postoperativen Verlauf und Hospitalisationsdauer, wird in Abschn. 11.1 eingegangen.

9 Untersuchungsergebnisse zu den emotionalen, physiologischen und biochemischen Komponenten der präoperativen Streßreaktion

9.1 Untersuchungsergebnisse zur emotionalen Komponente

Die wesentlichen präoperativen emotionalen Streßkomponenten sind Angst bzw. Furcht, depressive Verstimmungen und ein Gefühl der Schwäche, des Ausgeliefertseins. Diese emotionalen Belastungsfaktoren sind verständliche Konsequenzen von Krankheit, Hospitalisation, Operation und Anästhesie. Die Inzidenz dieser belastenden Faktoren erscheint jedoch relativ gering (s. Kap. 3). Befragungen am Tag vor der Operation, beispielsweise mit Hilfe des Mannheimer ESB, ergaben durchgehend eine Rechtsverschiebung dieser Faktoren. Präoperative Patienten tendieren zur Angabe von Angstfreiheit, ausgeprägter Hoffnung und einem außerordentlichen Gefühl der Stärke. Dieser scheinbare Widerspruch ist durch Streßbewältigungsmechanismen leicht erklärbar. Am Tag vor der Operation haben sich die Patienten in der Regel mit dem Gedanken vertraut gemacht, daß sie anästhesiert und operiert werden müssen, und zwar aufgrund der Überlegung, daß die Krankheit, unter der sie leiden, anders nicht heilbar und eine Hospitalisation unter diesen Umständen erforderlich ist. Sie haben sich mit ihrer Situation auseinandergesetzt und das primäre Erschrecken und das darauffolgende Gefühl der Angst und Furcht insoweit verarbeitet, als sie die existentielle Bedrohung begriffen und zugleich festgestellt haben − insbesondere auch in Gesprächen mit den behandelnden Ärzten −, daß die Situation nicht hoffnungslos, sondern eine Heilung möglich ist. Die Auseinandersetzung mit Ihrer Situation hat im Vorfeld der Anästhesie und Operation dazu geführt, daß die initial vehement auftretenden Bedrohungen an Intensität verloren und eine neue Sicht dessen, was vor ihnen steht, ermöglicht haben. Die intensive Auseinandersetzung mit Anästhesie und Operation und die Kenntnisnahme dessen, was vor ihnen steht, hat die Mehrzahl der Patienten dazu gebracht, diese Ereignisse nicht mehr unter dem Aspekt der Bedrohlichkeit, sondern des Geholfenwerdens zu betrachten. Ein Blick auf die Verteilung von mehr als 600 Patienten vor Anästhesie und Operation bezüglich des Faktors Angst im ESB zeigt, daß die Mehrzahl aller Patienten präoperativ angeben, keine Angst zu haben (Abb. 12).

Dies muß als Resultat der Auseinandersetzung des Patienten mit Anästhesie und Operation gesehen werden, eine Auseinandersetzung, zu der Arzt und Patient gleichermaßen beitragen. Hierbei darf auch die Rolle des Pflege- und sonstigen Krankenhauspersonals nicht unterschätzt werden. In dem Maße, wie Schwestern, Pfleger und Ärzte mit der Situation des Patienten angemessen umgehen, wird eine adäquate Einstellung zu dem bevorstehenden Ereignis möglich sein. Inwieweit nun die Streßverarbeitungsmechanismen adäquat sind, d. h. keine Formen annehmen,

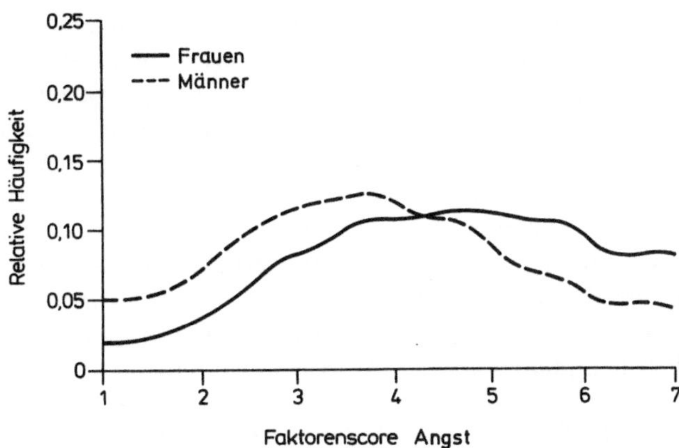

Abb. 12. Häufigkeitsverteilung des Faktors Angst bei Frauen (*durchgezogene Linie*) und Männern (*gestrichelt*) ($n \sim 600$). *1* maximale Angst, *7* minimale Angst

die als pathologisch bezeichnet werden müßten wie beispielsweise Angstverleugnungsmechanismen angesichts tatsächlich lebensbedrohlicher Eingriffe, läßt sich nur im Gespräch mit dem Patienten sozusagen intuitiv eruieren. Versuche, mit psychologischen Meßverfahren tatsächlich angstfreie von pathologisch angstverdrängenden und angstverleugnenden Personen zu unterscheiden, sind bislang gescheitert. Hier sind die verfügbaren Meßverfahren zur Problemlösung ungeeignet [152, 173, 208].

Die perioperativen Verläufe von Angst und depressiver Verstimmung wurden mehrfach untersucht [5, 83, 84, 108, 194]. Insgesamt stimmen die Ergebnisse dahingehend überein, daß Patienten mit hoher Angst als Eigenschaft i. allg. auch präoperativ eine ausgeprägtere Situationsangst angeben als niedrig ängstliche Patienten. Die präoperative Angst ist deutlich höher als die Situationsangstwerte vor der Entlassung. Es besteht ein Zusammenhang zwischen Angst als Eigenschaft und einer depressiven Symptomatik sowohl vor als auch zu einem frühen Zeitpunkt nach der Operation. Galster fand unabhängig von Eigenschaftsangstwerten eine allgemeine deutliche Beeinträchtigung der Stimmung und des Befindens am 2. postoperativen Tag. Es besteht eine Tendenz dazu, daß hochängstliche Patienten zu einem frühen postoperativen Zeitpunkt ausgeprägter deprimiert sind, sich ärgerlicher und gereizter schildern und sich insgesamt schwächer und energieloser, weniger ausgeruht und erschöpfter fühlen als niedrig ängstliche Patienten [83, 84]. Auch hier wird wieder deutlich, daß Angst, Furcht, depressive Verstimmung und ein Gefühl der Schwäche (Asthenie) wohl die wesentlichsten perioperativen Emotionen bzw. Befindlichkeiten darstellen.

Betrachtet man den perioperativen Verlauf der emotionalen Streßreaktion schematisch (Abb. 1), so zeigt sich bis zum Meßzeitpunkt unmittelbar präoperativ ein steiler Anstieg im Sinne einer Zunahme des emotionalen Stresses und ein kontinuierlicher Abfall bis zum Meßzeitpunkt vor der Entlassung. Die Eigenschaftsangstscores bleiben weitgehend konstant.

Interessant sind die Ergebnisse einer Studie von Chapman u. Cox [30], in der gezeigt werden konnte, daß perioperative Angstverläufe in Abhängigkeit vom operativen Eingriff durchaus unterschiedlich sein können. In einer Untersuchung bei Nierenspendern und Nierenempfängern fanden sie ausgeprägte Angst bei den Nierenempfängern vor der Operation im Gegensatz zu niedrigen Angstwerten bei den Nierenspendern. Im postoperativen Verlauf lagen jedoch die Angstwerte bei den Nierenspendern weitaus höher als bei den Nierenempfängern. Die präoperative Entschlossenheit des Nierenspenders, dem niereninsuffizienten Empfänger, der zudem in einem Verwandtschaftsverhältnis steht, durch das Opfer einer eigenen gesunden Niere eine wesentliche Verbesserung der Lebenserwartung und -qualität zu ermöglichen, ermöglichte eine ausgesprochen suffiziente Bewältigung der Anästhesie- und Operationsängste vor dem Eingriff. Diese Mechanismen waren bei Nierenempfängern wohl im wesentlichen dadurch gestört, daß sie sich zum einen Sorgen um das Wohlergehen des Nierenspenders machten, zum anderen aber auch durch die Furcht vor Abstoßungsreaktionen. Beide Gruppen mußten zwangsläufig dem unterschiedlichen Charakter und Zweck der Operation entsprechend unterschiedliche Bewältigungsmechanismen aufweisen. Der postoperative Verlauf gestaltete sich jedoch emotional ganz unterschiedlich. Die Nierenempfänger fühlten sich postoperativ wesentlich besser als die Nierenspender. Die Operation, die eine deutliche Verbesserung ihrer Lebensqualität mit sich bringen sollte, war gelungen, der Nierenspender hatte die Operation ebenfalls unbeschadet überstanden. Anders hingegen die Nierenspender: Der Organverlust, den sie präoperativ bewußt in Kauf genommen hatten, um zu helfen, trat jetzt nach Entfernung der Niere deutlicher ins Bewußtsein. Mögliche belastende Gedanken waren: Und was ist, wenn die verbleibende Niere erkrankt und entfernt werden muß? Die präoperativ zurückgestellten Gedanken der Eigengefährdung durch den operativen Eingriff traten nun vehement zutage.

Diese Untersuchung zeigt deutlich, daß es von dem schematisch dargestellten Verlauf der emotionalen Streßkomponenten Abweichungen gibt, die u. a. in Zusammenhang mit der Art und dem Inhalt der Operation stehen können. Selbstverständlich sind weitere Faktoren für den Verlauf der postoperativen emotionalen Streßreaktion bedeutsam: Jetzt treten Schmerzen, eventuelle Wundheilungsstörungen, mögliche Sekundäreingriffe und anderes in den Vordergrund.

Bereits in Kap. 3 wurde darauf hingewiesen, daß lediglich 25–30% aller Patienten präoperativ ausgeprägte Angst angeben. Die Betrachtungen der Ergebnisse des ESB bei mehr als 600 Patienten verdeutlicht ebenfalls diesen Befund. Präoperative Patienten weisen in der Mehrzahl einen ausgesprochenen repressiven Angstabwehrstil auf, tendieren zu ausgeprägter Hoffnung im Gegensatz zu depressiver Verstimmung (Abb. 13) und fühlen sich ausgesprochen stark (Abb. 14). Auf Unterschiede hinsichtlich biographischer Daten wurde bereits hingewiesen. Insgesamt muß jedoch festgehalten werden, daß extrem belastende negative Emotionen weitaus weniger häufig berichtet werden als ausgesprochen positive. Es handelt sich hier wohl um den Ausdruck gelungener, z. T. jedoch auch überschießender emotionaler Streßverarbeitungsmechanismen. Immerhin geben Patienten postoperativ an (beispielsweise nach endoskopischen Eingriffen nach Verwendung von Benzodiazepinen), prä- und intraoperativ deutlich angstvoller gewesen zu sein, als sie präoperativ angegeben hatten [204] (Abb. 15). Dieser Befund weist auf die Richtigkeit der Annahme hin, daß in der präoperativen Situation Streßverarbei-

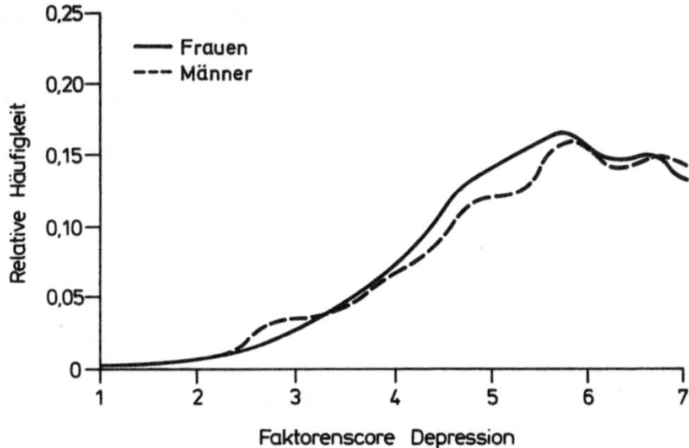

Abb. 13. Häufigkeitsverteilung des Faktors Depression bei Frauen *(durchgezogene Linie)* und Männern *(gestrichelt)* (*n* ~ 600). *1* maximale Depression, *7* minimale Depression

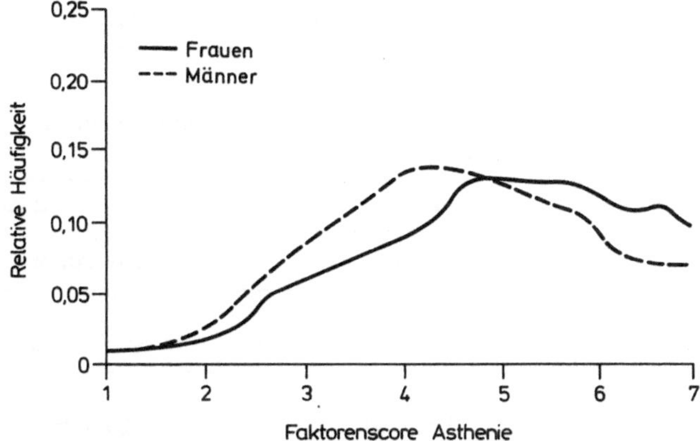

Abb. 14. Häufigkeitsverteilung des Faktors Asthenie bei Frauen *(durchgezogene Linie)* und Männern *(gestrichelt)* (*n* ~ 600). *1* maximale Asthenie, *7* maximale sthenische Affekte

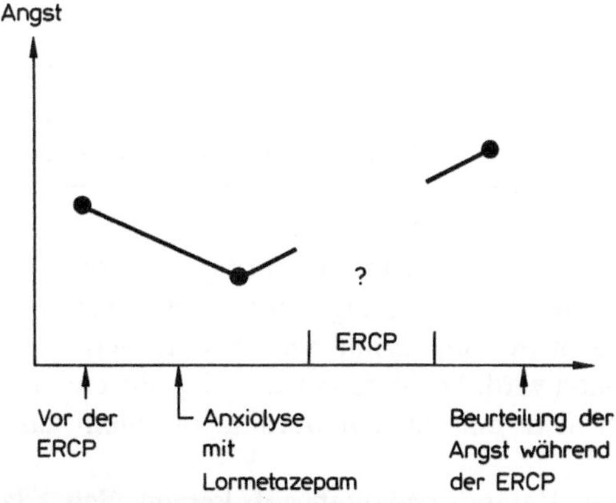

Abb. 15. Schematische Darstellung des Angstverlaufs (gemessen mit VAS) vor der endoskopischen retrograden Cholangiopankreatikoskopie (ERCP) nach Anxiolyse mit Lormetazepam und retrograde Beurteilung der Angst während der ERCP

Tabelle 4. Emotionale Gruppen (ESB-Faktoren), ermittelt anhand der Standardabweichungen vom Mittelwert

	Frauen	Männer	Frauen	Männer	Frauen	Männer
	Große Angst		Mittlere Angst		Keine Angst	
Faktorenscore Angst	1−3,2	1−3,4	3,3−5,9	3,5−5,9	5,9−7,0	6,0−7,0
	Depressiv		Mittelgruppe		Hoffnungsvoll	
Faktorenscore Depression	1−4,5	1−4,5	4,6−6,5	4,6−6,5	6,6−7,0	6,7−7,0
	Asthenisch		Mittelgruppe		Sthenisch	
Faktorenscore Asthenie	1−3,7	1−3,5	3,8−6,2	3,6−5,9	6,3−7,0	6,0−7,0

Tabelle 5. Emotionale Gruppen (ESB-Faktoren), ermittelt durch Teilung des Gesamtkollektivs in 3 gleiche Teile (33,3%)

	Frauen	Männer	Frauen	Männer	Frauen	Männer
	Große Angst		Mittlere Angst		Keine Angst	
Faktorenscore Angst	1−4,0	1−3,2	4,0−5,3	3,3−4,4	5,4−7,0	4,5−7,0
	Depressiv		Mittelgruppe		Hoffnungsvoll	
Faktorenscore Depression	1−5,3	1−5,2	5,4−6,1	5,3−6,0	6,2−7,0	6,1−7,0
	Asthenisch		Mittelgruppe		Sthenisch	
Faktorenscore Asthenie	1−4,4	1−4,0	4,5−5,7	4,1−5,1	5,8−7,0	5,2−7,0

tungsmechanismen am relativ geringen Ausmaß der emotionalen Streßintensität (Patientenaussage!) beteiligt sind, das Ausmaß der prä- und intraoperativen emotionalen Streßintensität nach gelungenem Eingriff jedoch retrospektiv höher eingeschätzt wird. Da während des Eingriffs eine Angstmessung sehr problematisch ist, kann nicht entschieden werden, ob allein das intraoperative Niveau gemeint war.

Dieser Befund bedeutet auf keinen Fall, daß präoperative Patienten die Unwahrheit über ihre emotionale Situation sagen würden. Ihre Angaben sind zunächst als wahr und richtig zu betrachten. Gibt es deutliche Hinweise darauf, daß der Patient lügt, so sollte dies im Gespräch eruiert werden. Auf differenzierte Vorbereitungsmaßnahmen wird in Kap. 11 eingegangen werden.

An dieser Stelle sollen anhand der in den Abbildungen dargestellten Häufigkeitsverteilungen der Faktoren Angst, Depression und Asthenie „Normalwerte" für präoperative Patienten (ohne Kardiochirurgie und Neurochirurgie) angegeben werden. Die überwiegende Zahl der Patienten wurde im Klinikum Mannheim (1800 Betten) befragt.

Anhand der Verteilungen können mit Hilfe der Mittelwerte und Standardabweichungen eine sozusagen situationsadäquat emotional reagierende Mittelgruppe und je 2 (positiv und negativ) reagierende Extremgruppen (Tabelle 4) ermittelt werden.

Eine andere Möglichkeit besteht in der Teilung des Kollektivs in je 3 gleich große Untergruppen (33,3%) (Tabelle 5) (bislang unveröffentlichte Ergebnisse von Streck u. Berlin, persönliche Mitteilung Streck 1983).

9.2 Untersuchungsergebnisse zu den physiologischen Komponenten

9.2.1 Elektroenzephalographische Untersuchungen

Elektroenzephalographische Untersuchungen wurden bislang lediglich im Zusammenhang mit der präoperativen Medikation untersucht. Veränderungen im EEG sind wertvolle Parameter zur Beurteilung verschiedener Aktivierungsniveaus. Die Arbeitsgruppe um Pichlmayr [165–170] hat versucht, präoperative Befindlichkeitsmerkmale in Zusammenhang mit EEG-Merkmalen zu bringen. Den Untersuchungen mangelte es letztlich jedoch an einem Prämedikationskonzept, das alle Ebenen der präoperativen Streßreaktion umfaßt, und an den diesen Ebenen entsprechenden Meßmethoden. Es dominierten eindeutig die elektroenzephalograpischen Meßwerte, die in den Mittelpunkt der Betrachtungen gestellt wurden. Dies muß als unzureichender Ansatz angesehen werden [202], der der Komplexität der präoperativen Gesamtsituation nicht Rechnung trägt. Auf die Fehlinterpretationsmöglichkeit bei Überbewertung scheinbar exakter Meßwerte wurde am Beispiel des Lügendetektors in Kap. 7 hingewiesen. Es gibt mit Sicherheit derzeit keine elektroenzephalographisch gewonnenen Meßwerte, die hinreichend mit subjektiv empfundener Angst, Furcht, depressiver Verstimmung oder Asthenie korreliert werden könnten. Da Emotionen jedoch auf physiologischer Ebene genauso wie auf subjektiv empfundener phänomenaler und verbal angegebener Ebene stattfinden und sich zudem verhaltensmäßig motorisch äußern, ist es unabdingbar notwendig, auf allen 3 Ebenen zu prüfen. Gerade die Untersuchung der Wirkung der Prämedikation mit Thalamonal mit Hilfe des EEG hat gezeigt, daß die vorwiegende Betrachtung der so erhaltenen Meßwerte zu erheblichen Fehleinschätzungen führen kann [205]. Dasselbe gilt selbstverständlich auch bei ausschließlicher Betrachtung psychometrischer Daten [101, 203]. Auf die Ergebnisse der Arbeitsgruppe um Pichlmayr wird bei der Besprechung der Prämedikationssubstanzen in 11.2

eingegangen. Andere EEG-Werte wurden bislang nicht im Zusammenhang mit präoperativem Streß untersucht.

9.2.2 Elektrokardiographische Untersuchungen

Die wohl erste Untersuchung, um EKG-Werte mit typischen Merkmalen der präoperativen Situation in Zusammenhang zu bringen, wurde 1953 von Mainzer durchgeführt [147]. Er leitete das EKG bei 53 meist jugendlichen, herzgesunden Patienten am Tag vor der Operation, auf dem Operationstisch, unmittelbar vor der Narkose, während der Narkose und nach dem Erwachen sowie an den beiden darauffolgenden Tagen ab. Die wesentlichen Befunde waren auf dem Operationstisch im Vergleich zum Vortag bei insgesamt 24 von 53 Patienten gemessene Veränderungen. Sie bestanden aus einer Vergrößerung bzw. Zuspitzung der T-Zacke, einer Senkung der ST-Strecke, seltener aus einer Vergrößerung der T-Welle. Sie gingen teilweise mit einer gleichzeitig einsetzenden Pulsbeschleunigung einher. Bei den meisten Patienten verschwanden diese Veränderungen entweder bereits nach der Narkoseeinleitung oder aber am darauffolgenden Tag. Die Autoren interpretierten diese EKG-Veränderungen mit präoperativer Angst und Erregung. Sie unterschieden nicht zwischen hochangstvollen und angstfreien Patienten. Es ist jedoch als eine große Leistung anzusehen, daß bereits in den 50er Jahren differenzierte Untersuchungsmethoden angewendet wurden, um psychologischen bzw. psychophysiologischen Fragestellungen zum Problem präoperativer Streß nachzugehen. Das Problem wurde jedoch nicht weiter verfolgt. Obgleich es inzwischen fast klinische Routine ist, kontinuierliche EKG-Ableitungen in der unmittelbaren prä-, intra- und postoperativen Phase durchzuführen, wurden die Ergebnisse nicht in Zusammenhang mit anderen Streßmerkmalen gebracht. Das EKG diente nur den Untersuchern anderer Fachbereiche als Streßparameter. So wurde das Auftreten von Extrasystolen mehrfach in Zusammenhang zu Streßsituationen gebracht [42, 120]. Die Möglichkeit der kontinuierlichen EKG-Ableitung über mehrere Stunden veranlaßte uns, bei einem sehr homogenen Patientengut EKG-Werte der präoperativen Phase ohne Einwirkung sedierender Medikamente in Zusammenhang mit präoperativen Streßmerkmalen zu bringen [173, 208]. Die Ergebnisse waren außerordentlich interessant: Bei 29 männlichen Patienten höheren Lebensalters, die sich rekonstruktiven Eingriffen wegen arterieller Verschlußkrankheit unterziehen mußten, konnte festgestellt werden, daß die Häufung ventrikulärer Extrasystolen, die ein erhebliches Anästhesierisiko darstellt, fast ausschließlich bei Patienten mit ausgeprägter Angst und ausgeprägtem Schwächegefühl beobachtet wurde. Wir schlossen daraus, daß neben kardialen, elektrolytbedingten und anderen Störungen auch Streß die Häufung ventrikulärer Extrasystolen verursacht und damit als Risikofaktor in der präoperativen Situation angesehen werden kann. Dieser psychophysiologische Zusammenhang (große Angst → ventrikuläre Extrasystolen, große Angst → supraventrikuläre Extrasystolen, ausgeprägte Asthenie → ventrikuläre Extrasystolen) ist begleitet von der allgemeinen Tendenz, daß die Häufigkeit beider Herzrhythmusstörungen zum Operationstermin hin zunimmt. Das heißt, in einer frühen ebenso wie in einer weitgehend beschwerdefreien postoperativen Phase treten sie seltener auf als unmittelbar präoperativ [173, 205].

Es muß in diesem Zusammenhang der Einfluß der Prämedikation auf die EKG-Werte besprochen werden. Atropin, ein bis vor wenigen Jahren fast obligater Bestandteil der Prämedikation, führt zu gehäuftem Auftreten von Herzrhythmusstörungen während der Anästhesieeinleitung [74]. Anticholinerge Substanzen sind in der Prämedikation bei entsprechender Indikation (z. B. zu erwartende Thoraxrigidität, Sekretionshemmung u. a.) angezeigt und notwendig. Der Ersatz des Atropins durch Glykopyrrolat, das weniger Herzrhythmusstörungen hervorrufen soll, muß sich in der Zukunft bewähren. Es ist jedoch notwendig, daß sich der Anästhesist präoperativ darüber Gedanken macht, ob eine anticholinerge Substanz überhaupt angezeigt ist oder nicht. Dies soll u. a. auch dazu führen, daß eine schematische medikamentöse Vorbereitung des Patienten einer gezielten Prämedikation weichen sollte. Die Tatsache, daß Atropin Herzrhythmusstörungen, die vorher nicht vorhanden waren, verursachen kann, sollte jeden Anästhesisten darauf hinweisen, daß die Auswahl der geeigneten Medikamente zur Prämedikation ebenso auf ihren Sinn und Nutzen zu überdenken ist wie die der Medikamente, die für die Anästhesie ausgewählt werden.

Die Tatsache, daß präoperativer Streß mit Zunahme von Angst und Asthenie begleitet ist von einer Zunahme ventrikulärer Extrasystolen, sollte den Anästhesisten bei präexistenten ventrikulären Extrasystolen sowohl somatogene als auch psychogene Ursachen in Betracht ziehen lassen. Sind somatische Ursachen ausgeschlossen, so sollte der präoperative Streß als Ursache in Erwägung gezogen werden. Es existieren jedoch bislang keine Untersuchungen zur Therapie psychogener Herzrhythmusstörungen in der präoperativen Phase.

9.2.3 Blutdruck und Herzfrequenz

1932 kamen Dobreff u. Tomov [45] durch Messung verschiedener Parameter an einem Kontrolltag vor der Operation und am Operationstag zu dem Ergebnis, daß die starke asthenisch-seelische Erregung, unter der sich der Patient vor der Operation befindet, deutliche Veränderungen im Körper hervorruft, wie Tachykardie, Blutdruckerhöhung, Blutzucker- und Leukozytensteigerung. Im wesentlichen kam es also zu Anstiegen von Herz-Kreislauf- und einem metabolischen Parameter, die im wesentlichen auf eine Steigerung der Aktivität des sympathischen Nervensystems zurückgeführt werden können. Diese Veränderungen traten nicht bei allen Patienten gleichzeitig auf, doch gab es keinen Patienten, bei dem nicht wenigstens 2 der 4 registrierten Veränderungen zu beobachten waren. Die Autoren nahmen an, daß es durch die Summe von Unlustgefühlen, die die Angst bedingen, primär zu einer erhöhten Adrenalinausschüttung, zu einer Hyperadrenalinämie kommt, und erst dann, da das Adrenalin als der physiologische Erreger des Sympathikus gilt, eine Reizung des Sympathikus erfolgt. Die Adrenalinmobilisierung könne den Schweißausbruch oder das Blaßwerden des Patienten erklären. Es kam in dieser Untersuchung jedoch nicht nur zu Adrenalinwirkungen, sondern auch öfter zu Polyurie, Durchfällen u. a. „Wir müssen also die Angst als einen mehr oder weniger komplizierten Affekt auffassen, bei dem es an erster Stelle zu einer Sympathikusreizung und evtl. an zweiter Stelle zu einer Vagusreizung kommen kann." Die Ergebnisse dieser Untersuchung erinnern sehr an die Zusammenhänge zwischen präoperativem Streß und dem Auftreten von vasovagalen Synkopen. So kam es gerade bei Patienten, die angaben, angstfrei zu sein, und gleichzeitig physiologisch gestreßt schienen, gehäuft zu vasovagalen Synkopen beim Anlegen der Spinalanästhesie. Diese können jedoch nicht auf einen Anstieg des Vagustonus, sondern müssen auf den plötzlichen Wegfall des Sympathikustonus zurückgeführt werden (s. z. B. [191, 209]).

Bei eigenen Untersuchungen wurde das Blutdruck- und Herzfrequenzverhalten über den Zeitraum von der Aufnahme auf Station bis unmittelbar präoperativ verfolgt. Es wurde in Zusammenhang gebracht mit den psychologischen Ergebnissen des Mannheimer ESB am Tag vor der Operation. Die Blutdruck- und Herzfrequenzwerte bei der Aufnahme auf Station, also in einer sehr frühen präoperativen Phase, unterschieden sich mit 2 Ausnahmen nicht zwischen den psychologischen Gruppen: Präoperativ ausgesprochen hoffnungsvolle Patienten wiesen zu diesem frühen Zeitpunkt bereits statistisch auffällig höhere systolische Blutdruckwerte auf als depressive Patienten und die Mittelgruppe. Dies kann als Ausdruck einer physiologischen Streßreaktion im Sinne einer Aktivitätssteigerung des sympathischen Nervensystems bei gleichzeitig ausgeprägten sthenischen Affekten (im Gegensatz zu depressiven Patienten) gesehen werden und stimmt mit Angaben in der Literatur überein, die besagen, daß Gefühle der Depression und ausgeprägten Hoffnungslosigkeit eher mit einer Stimulation der Hypothalamus-Hypophysen-Nebennierenrinden-Achse als mit einer Stimulation des sympathischen Nervensystems einhergehen [54–56, 131, 132]. Dies gilt jedoch nur für die frühe präoperative Phase.

Bei der Aufnahme auf Station wiesen Patienten, die am Tag vor der Operation verbal bei direkter Befragung angaben, große Angst oder keine Angst zu haben, statistisch auffällig höhere diastolische Blutdruckwerte auf als die Mittelgruppe. Auch dies kann als Streßreaktion im Sinne einer Aktivitätssteigerung des sympathischen Nervensystems interpretiert werden. Fehlende Unterschiede im Verhalten des systolischen Blutdrucks und der Herzfrequenz weisen auf einen Noradrenalineffekt hin, der allerdings eher dem psychischen Korrelat Ärger als dem Korrelat Furcht bzw. Angst entspricht [6, 77]. Eine Interpretation dieser Ergebnisse muß bislang weitgehend spekulativ bleiben, da psychologische Parameter zum Zeitpunkt der Aufnahme auf die Station nicht erhoben wurden. Es existieren auch in der Literatur keine vergleichbaren Untersuchungen. Es ist jedoch festzuhalten, daß mit Ausnahme dieser Einzelergebnisse – es wurden systolischer und diastolischer Blutdruck sowie die Herzfrequenz in Abhängigkeit von den Faktoren Angst, Depression und Asthenie sowie der verbalen Angstangabe geprüft – keine weiteren Unterschiede im Kreislaufverhalten festgestellt werden konnten. Dies kann als Hinweis dafür gelten, daß zu einem späteren präoperativen Zeitpunkt Unterschiede im Herz-Kreislauf-Verhalten zwischen den einzelnen psychologischen Gruppen tatsächlich als psychophysiologisch bedingt anzusehen sind.

Zum 2. Meßzeitpunkt, unmittelbar vor Anästhesieeinleitung, hatten in dieser Untersuchung (Feldstudie bei mehr als 300 Patienten) alle Patienten Vorbereitungsmaßnahmen inklusive einer Prämedikation erhalten mit dem Ziel, den physischen und psychischen Zustand zu optimieren. Daß dieses Ziel nur teilweise erreicht wurde, zeigten nicht nur die Ergebnisse der postoperativen Befragung zur Prämedikationswirkung, sondern auch die psychophysiologischen Korrelate. Es fand sich ein linearer Zusammenhang zwischen Herzfrequenz und Angst: Je angstvoller die Patienten waren, um so höhere Herzfrequenzen wurden gemessen. Dieser Zusammenhang mit dem Faktor Angst des ESB fand sich auch zur verbalen Angstangabe. Interessanterweise fand sich ein kurvilinearer Zusammenhang zwischen der Herzfrequenz und dem Faktor Depression: Ausgesprochen depressive und ausgesprochen hoffnungsvolle Patienten wiesen höhere Herzfrequenzen auf als die Mittelgruppe. Dieses Ergebnis weist darauf hin, daß unmittelbar präoperativ auch depressive Patienten eine Streßreaktion im Sinne einer Aktivitätssteigerung des sympathischen Nervensystems aufweisen. Dieser Befund ist nicht solitär. In einer erst kürzlich publizierten Untersuchung konnte ebenfalls festgestellt werden, daß hoffnungsvolle Patienten tachykarder sind als depressive, beide jedoch einen Anstieg am Tag vor der Operation bis zum Meßzeitpunkt unmittelbar präoperativ aufweisen [210].

Bei derselben Untersuchung wurde festgestellt, daß ausgesprochen hoffnungsvolle Patienten signifikant höhere diastolische Blutdruckwerte aufwiesen als depressive. Im Rahmen der genannten Feldstudie fanden sich keine statistisch bedeutsamen Unterschiede im Blutdruckverhalten zwischen den psychologischen Gruppen. Beschreibend mußte festgehalten werden, daß die systolischen Blutdruckwerte ähnliche Verläufe aufwiesen wie die Herzfrequenz, die diastolischen Werte hingegen bei allen Gruppen annähernd gleich waren. Aufgrund des Feldstudiencharakters mit unterschiedlichsten Prämedikationen und Anästhesie- und Operationsvorbereitungen lassen sich jedoch keine konkreten psychophysiologischen Ergebnisse erwarten. Zuverlässige Informationen können letztlich nur in prospektiven kontrollierten Studien gewonnen werden.

Ein weiteres Ergebnis einer kontrollierten Studie bei nichtprämedizierten präoperativen männlichen Patienten erscheint interessant: Patienten mit repressivem Angstabwehrstil sind tachykarder und weisen einen höheren Herzfrequenzanstieg als Sensitizer auf. Ebenfalls konnte festgestellt werden, daß Patienten mit sthenischen Affekten präoperativ signifikant höhere diastolische Blutdruckwerte aufwiesen. Dasselbe gilt für das Verhalten der freien Fettsäuren im Serum, ebenfalls ein Parameter der Aktivität des sympathischen Nervensystems.

Insgesamt kann zunächst festgehalten werden, daß es Zusammenhänge zwischen Blutdruck und Herzfrequenz einerseits und psychologischen Parametern, nämlich Angst, Depression und Asthenie, andererseits gibt. Diese Zusammenhänge können sowohl linear als auch kurvilinear sein. Hohe Angst geht offenbar mit hoher Herzfrequenz, keine Angst mit niedriger Herzfrequenz einher, wobei die Angst mit dem Mannheimer ESB gemessen wurde. Andererseits weisen die psychophysiologischen Zusammenhänge zur verbalen Angstangabe eher auf eine kurvilineare Beziehung hin. Keine und große Angst gehen einher mit hohen diastolischen Blutdruckwerten, mittlere Angst mit niedrigen. Bei Untersuchungen, die psychophysiologische Aspekte präoperativer Patienten zur Emotion Angst prüfen, müssen aufgrund der bisherigen Erkenntnisse immer lineare und kurvilineare Zusammenhänge geprüft werden. In Kap. 7 wurde auf die methodische Gefahr der ausschließlichen Prüfung linearer Zusammenhänge hingewiesen.

9.3 Untersuchungsergebnisse zu den biochemischen Komponenten

9.3.1 Plasmakatecholamine

Die Plasmakatecholamine, die im Zusammenhang mit präoperativem Streß außerordentlich interessant sind, wurden longitudinal bislang lediglich im Zusammenhang mit Prämedikationsmethoden untersucht. Sie werden im Kap. 11.2 besprochen.

9.3.2 Plasmakortisol

Relativ viele Untersuchungen zum präoperativen Streß wurden unter Verwendung psychologischer Methoden und der Messung des Plasmakortisols durchgeführt. 1965 fanden Bursten u. Russ [22] eine ausreichende Korrelation zwischen dem Plasmakortisolspiegel und der Wartezeit vor Operationen. Es muß in diesem Zusammenhang darauf hingewiesen werden, daß lange Wartezeiten am Operationstag von Patienten regelmäßig als außerordentlich unangenehm empfunden und berichtet werden. Der Plasmakortisolspiegel korrelierte jedoch negativ mit der Taylor Manifest Anxiety Scale [200] im Gegensatz zu Untersuchungen von Fiorica et al. [69]. Mehrere Autoren hoben den Zusammenhang zwischen dem Ausmaß des Kortisolanstiegs in der präoperativen Situation mit der Fähigkeit zu effektiven Angstbewältigungsmechanismen hervor [81, 111, 234]. Patienten, die nicht zur Angstreduktion fähig sind, weisen einen hohen Serumkortisolspiegel auf, während bei Personen, die wirksame Angstverarbeitungsmechanismen besitzen, kein oder nur ein geringer Kortisolanstieg auftritt. Auch bei eigenen Untersuchungen konnte festgestellt werden, daß Patienten mit schlechtem psychischem Befinden präoperativ statistisch auffällig höhere Plasmakortisolwerte aufweisen als Patienten mit gutem psychischen Befinden.

Es ist bekannt, daß es im Streß zu einer Aktivitätssteigerung des HHNNR-Systems kommt (s. Kap. 1).

Die genannten Plasmakortisolverläufe wurden jedoch über längere Zeiträume gemessen, weshalb die zitierten Befunde wohl im wesentlichen für länger anhaltende Streßverläufe zutreffen. In der bereits zitierten Untersuchung bei 29 präoperativen Patienten ohne Prämedikation [208] konnte festgestellt werden, daß am Tag vor der Operation depressive Patienten häufig höhere Plasmakortisolspiegel aufwiesen als hoffnungsvolle Patienten, diese jedoch im Niveau annähernd gleich blieben, während die hoffnungsvollen Patienten bis zum Meßzeitpunkt unmittelbar präoperativ (weniger als 24 h) einen signifikanten Kortisolanstieg aufwiesen. Dies deutet darauf hin, daß die Aktivitätssteigerung des HHNNR-Systems in frühen präoperativen Phasen bedeutsam ist bei niedergeschlagenen deprimierten Patienten, daß es jedoch unmittelbar präoperativ zu keiner weiteren Steigerung des HHNNR-Aktivitätsniveaus kommt. Patienten mit ausgeprägter Hoffnung (und demgemäß nicht depressiv) sind in frühen präoperativen Phasen unauffällig hinsichtlich der Aktivität ihres HHNNR-Systems, ihr Plasmakortisolspiegel steigt jedoch unmittelbar präoperativ extrem über das Niveau der bislang belasteten depressiven Patientengruppe an. In diesem Zusammenhang soll noch einmal auf die Bedeutung dieser Streßreaktion im Zusammenhang mit Emotionen hingewiesen werden: Die

Aktivitätssteigerung des HHNNR-Systems ist im wesentlichen stammesgeschichtlich als Niederlagereaktion zu interpretieren und steht in engem Zusammenhang zu Gefühlen der Depression und Hoffnungslosigkeit. Bei emotionellen Streßreaktionen, wie Furcht, Angst, Ärger u. a., dominieren zunächst physiologische Streßreaktionen im Sinne einer Aktivitätssteigerung des sympathischen Nervensystems. Bei länger anhaltendem Einwirken dieser Stressoren oder beim Hinzukommen neuer Stressoren kommt es jedoch ebenfalls zu einer Aktivitätssteigerung des HHNNR-Systems.

Angst, Furcht und sthenische Affekte gehen einher mit einer Aktivitätssteigerung des sympathischen Nervensystems. Diese Streßreaktion tritt bereits frühzeitig auf und ist bis zum Zeitpunkt „vor Anästhesieeinleitung" fast durchgehend festzustellen. Depressive, hoffnungslose Patienten weisen hingegen bereits frühzeitig hohe Plasmakortisolspiegel auf. Das Aktivitätsniveau ihres sympathischen Nervensystems erscheint gering. Die Verhältnisse scheinen sich grundlegend zu ändern, je näher der Operationstermin kommt: Unmittelbar präoperativ steigt bei hoffnungsvollen sthenischen Patienten der Plasmakortisolspiegel, bei ausgeprägt depressiven Patienten auch die Herzfrequenz an. Im präoperativen Verlauf kommt es zu einem zunehmenden Anstieg aller genannten physiologischen Streßparameter: Blutdruck, Herzfrequenz und Plasmakortisolwert. Es muß deshalb wohl zusammenfassend festgestellt werden, daß unterschiedliche emotionale Streßreaktionen auch von unterschiedlichen physiologischen Streßreaktionen begleitet sind, angesichts Anästhesie und Operation jedoch letztlich gleichmäßige Anstiege aller Streßreaktionen, der emotionalen Reaktionen, der Parameter des HHNNR- und des sympathischen Nervensystems festzustellen sind. Streßverarbeitungsmechanismen mögen in einer frühen Phase durchaus effektiv sein, unmittelbar präoperativ scheint es jedoch zu einer Streßreaktion zu kommen, die weitgehend emotionsunabhängig alle psychischen und physiologischen Ebenen betrifft. Die Intensität der Streßreaktion auf den physiologischen Ebenen scheint jedoch bei psychischen Extremgruppen (positiv und negativ) ausgeprägter zu sein als bei Patienten mit einer mittleren, sozusagen adäquaten emotionalen Streßreaktion.

9.3.3 Prolaktin

Untersuchungen zum Verhalten des Prolaktins im Serum zeigten, daß es trotz Anstiegs anderer Streßparameter (Blutdruck, Herzfrequenz, Plasmakortisol u. a.) in der präoperativen Phase nicht zu einem Anstieg dieses Parameters kommt. Es bestand kein Zusammenhang zu psychischen Parametern [210]. Daraus kann gefolgert werden, daß es sich bei diesem Hormon nicht um ein Streßhormon im eigentlichen Sinn handelt.

9.3.4 Freie Fettsäuren im Serum

Bei eigenen Untersuchungen konnte festgestellt werden, daß Patienten mit ausgeprägten sthenischen Affekten deutlich höhere freie Fettsäurespiegel aufwiesen als asthenische Patienten [205]. Die Ergebnisse einer neueren Arbeit weisen in dieselbe Richtung [210]. Der ausgeprägtere Anstieg der freien Fettsäuren im Serum bei sthenischen Patienten kann als Folge einer ausgeprägteren Aktivitätssteigerung des sympathischen Nervensystems bei dieser Patientengruppe interpretiert werden. Auf den Zusammenhang zwischen Aktivitätssteigerung des sympathischen Nervensystems und gleichzeitigem Vorhandensein sthenischer Affekte wurde bereits hingewiesen. Allerdings konnte eine ausreichende Korrelation der Konzentration der freien Fettsäuren zu Blutdruck- und Herzfrequenzwerten zum selben Meßzeitpunkt nicht nachgewiesen werden. Aufgrund der multifaktoriellen Beeinflussung der Konzentration der freien Fettsäuren im Serum (u. a. Nahrungskarenz, Adrenalinausschüttung) sollte dieser Parameter − wenn überhaupt − mit größter Vorsicht interpretiert werden.

9.4 Zusammenfassung der psychophysiologischen Zusammenhänge im präoperativen Streß

Eine zusammenfassende Beurteilung der physiologischen Streßreaktion in Abhängigkeit vom unterschiedlichen Ausmaß der emotionalen Streßreaktion ist in Tabelle 6 dargestellt. Die Bewertungen der Intensität (++, +, 0) beruhen auf einer zusammenfassenden qualitativen Beurteilung vorwiegend eigener Untersuchungen [152, 173, 205, 207, 208, 210].

Es soll verdeutlicht werden, daß in einer früheren präoperativen Phase eher lineare psychophysiologische Beziehungen bestehen, unmittelbar präoperativ jedoch die emotionalen Extremgruppen häufig ausgeprägter physiologisch belastet sind als die Mittelgruppen.

Tabelle 6. Physiologische Streßintensität in Abhängigkeit vom Ausmaß der emotionalen Streßintensität

	Angst			Depression			Asthenie		
	HA	MA	KA	D	M	H	A	M	S
1. Tag vor der Operation Aktivität des sympathischen Nervensystems	++	+	+	0	+	++	+	+	++
Aktivität des HHNNR-Systems	++	+	+	++	+	0	++	+	0
Operationstag Aktivität des sympathischen Nervensystems	++	+	++	+	+	++	++	+	+
Aktivität des HHNNR-Systems	++	+	++	++	+	++	++	+	++

HA große Angst, *MA* mittlere Angst, *KA* keine Angst, *D* depressiv, *M* Mittelgruppe, *H* hoffnungsvoll, *A* asthenisch, *S* sthenisch, ++ große Aktivität, + mittlere Aktivität, 0 „normale" Aktivität

10 Untersuchungsergebnisse zur verhaltensmäßig motorischen Komponente der präoperativen Streßreaktion

Streßmessung sollte möglichst auch auf der verhaltensmäßig motorischen Ebene stattfinden. Es ist interessant, daß in der Literatur bislang nur eine Untersuchung zu diesem Problem vorliegt [91]. Die Beobachtung des präoperativen Patienten und damit auch seines Verhaltens und anderer beobachtbarer Streßparameter ging jedoch in der Vergangenheit sicherlich bei vielen Untersuchungen als Entscheidungshilfe für Fremdbeurteilungen (beispielsweise Prämedikationswirkung) durch den Anästhesisten mit ein. Bei einer eigenen Untersuchung wurde zur Ermittlung von Zusammenhängen zwischen emotionalen und physiologischen Streßparametern und beobachtbaren Streßindikatoren ein Fragebogen entwickelt (Abb. 4), anhand dessen der Anästhesist präoperative, nichtprämedizierte Patienten einschätzen konnte. Einige Ergebnisse einer Untersuchung bei 130 präoperativen Patienten [109] sind interessant: 95% der Patienten wiesen kalten Schweiß, 89% kalte Extremitäten und Zeichen der Zentralisation aufgrund eines erhöhten Sympathikustonus auf. Diese beiden beobachtbaren Parameter können als globale Streßparameter angesehen werden. Aufgrund ihres häufigen Auftretens sind keine Zusammenhänge zu emotionalen Streßparametern nachweisbar. Sie können jedoch als Ausdruck einer allgemeinen Streßreaktion im Sinne einer Aktivierung des sympathischen Nervensystems gesehen werden. Die beiden genannten Parameter werden als integrale Bestandteile der Alarmreaktion im Streß angesehen. Ebenfalls häufig beobachtete Merkmale waren eine rigide Körperhaltung (65%) und Mundtrockenheit (42%). Die rigide Körperhaltung stand in engem Zusammenhang mit den Faktoren Angst und Asthenie, gemessen mit dem ESB. Zugleich wiesen diese Patienten relativ geringe physiologische Streßreaktionen im Sinne einer Herzfrequenz- und Blutdrucksteigerung und Steigerung des Plasmakortisols auf. Die Beobachtung einer ausgeprägten motorischen Anspannung in dieser Situation läßt Rückschlüsse auf eine ausgeprägte psychische Belastung, nicht jedoch auf gleichzeitig bestehende ausgeprägte physiologische Streßreaktionen auf der Ebene des sympathischen Nervensystems und des HHNNR-Systems zu. Der Streßindikator „rigide Körperhaltung" ist somit Zeichen einer ausgeprägten emotionalen, jedoch geringeren physiologischen Streßreaktion. Umgekehrte Verhältnisse zeigten sich beim ebenfalls häufig beobachteten Merkmal „Mundtrockenheit". Diese ging häufig mit hoher Herzfrequenz und hohen Plasmakortisolspiegeln einher. Mundtrockenheit ist demnach eher ein beobachtbarer physiologischer Streßindikator. Dieser Zusammenhang läßt sich bereits im täglichen Leben beobachten. Wie häufig wird ein trockener Mund unmittelbar vor einem zu haltenden Vortrag als unangenehm empfunden! Hier werden Ängste vorwiegend verdrängt, die physiologische Streßreaktion in Form von Tachykardie, Hypertonie und Mundtrockenheit dominiert. Dasselbe gilt auch für das beobachtete Merkmal „Hautblässe", das bei 28% der Patienten vorgefunden wurde.

Bei jedem vierten Patienten wurde ein nur zögerndes Antworten auf Befragung beobachtet. Es bestand ein, wenn auch geringer Zusammenhang zum Parameter „Herzfrequenz". Patienten mit hoher Herzfrequenz tendierten ausgeprägter zur zögernden Beantwortung von Fragen als Patienten mit niedriger Herzfrequenz. Obgleich das Phänomen „es bleibt einem das Wort im Halse stecken" aus dem Alltag sehr wohl bekannt ist, ist eine hinreichende Interpretation dieses Befundes nicht möglich.

Bei 19% aller Patienten wurde eine ausgeprägte motorische Unruhe festgestellt. Sie manifestierte sich hauptsächlich bei den Patienten, die deutlich asthenisch und hoch angstvoll waren und insgesamt ein schlechtes psychisches Gesamtbefinden aufwiesen. Sie hatten außerdem mittlere bis hohe systolische Blutdruckwerte und eine hohe Herzfrequenz. Motorische Unruhe kann als guter beobachtbarer Streßindikator angesehen werden, da sie sowohl mit Meßwerten der emotionalen Streßreaktion als auch mit Meßwerten der physiologischen Streßreaktion korreliert.

Bei 18% aller Patienten wurde Zittern, vorwiegend der Extremitäten, gefunden. Besonders häufig trat dieses Merkmal bei depressiven Patienten, seltener bei ausgesprochen hoffnungsvollen auf. Am seltensten wurde dieser Parameter bei der emotionalen Mittelgruppe gefunden. Es bestand ein tendenziell kurvilinearer Zusammenhang insofern, als Zittern v. a. bei den emotionalen Extremgruppen beobachtet werden konnte. Allerdings waren bei diesen Patienten die physiologischen Streßreaktionen gering ausgeprägt. Zittern, vorwiegend der Extremitäten, muß somit als Ausdruck depressiver Verstimmung und ausgeprägter Hoffnung bei gleichzeitig geringen physiologischen Streßreaktionen angesehen werden.

16% aller Patienten fielen dem Beobachter durch ständiges Reden auf, wobei kein Zusammenhang zu emotionalen oder physiologischen Streßparametern gefunden werden konnte.

Bei 12% aller Patienten wurde eine belegte Stimme registriert. Dieses Merkmal trat besonders häufig bei angstvollen, depressiven und asthenischen Patienten auf. Sie wiesen zugleich hohe Herzfrequenzen und diastolische Blutdruckwerte auf. Eine belegte Stimme kann somit als ein relativ guter Streßparameter sowohl auf der emotionalen als auch auf der physiologischen Ebene der Streßreaktion angesehen werden.

Durch Ungeduld fielen 11% aller Patienten auf. Geduldig waren v. a. Patienten, die vermehrt im Sinne der sozialen Erwünschtheit antworteten. Dieser Parameter steht eher in Zusammenhang mit sozial angepaßtem Verhalten als mit Streß und kann deshalb wohl nicht als zuverlässiger Streßparameter in Zusammenhang mit emotionalen oder physiologischen Reaktionen angesehen werden.

Klagsamkeit und Weinerlichkeit wurden nur bei jeweils 3 Patienten (2,4%) beobachtet. Sie gehörten der depressiven Patientengruppe an.

Interessant sind Geschlechtsunterschiede im Auftreten beobachtbarer Streßindikatoren. Männliche Patienten hatten weitaus häufiger Schweißausbrüche und kalte Gliedmaßen als Frauen. Da bei derselben Untersuchung männliche Patienten signifikant weniger Angst- und Schwächegefühle angaben als Frauen, kann dieses Ergebnis möglicherweise dahingehend interpretiert werden, daß bei ausgeprägteren Angstabwehr- bzw. verleugnungsmechanismen es zwar zu einer Reduktion der emotionalen Streßreaktion kommt, jedoch gleichzeitig physiologische Zeichen der Erregung zunehmen.

Zusammenfassend scheinen die fast obligat auftretenden Parameter „Schweißneigung" und „kalte Extremitäten" im Sinne einer Zentralisation sehr gute Streßindikatoren zu sein. Es konnte gezeigt werden, daß die physiologischen Streßindikatoren Blutdruck, Herzfrequenz, Plasmakortisol u.a. einen deutlichen Anstieg vom Tag vor der Operation bis zum Zeitpunkt unmittelbar vor der Narkoseeinleitung erfahren. Somit können diese beobachtbaren Merkmale als Ausdruck der bei fast jedem Individuum auftretenden Streßreaktion angesehen werden. Die motorischen Parameter „Zittern" und „rigide Körperhaltung" sind gute Angst- bzw. Depressionsindikatoren bei Patienten mit wenig ausgeprägten physiologischen Streßreaktionen. Es scheint, daß die Zunahme der Erregung auf der Ebene der Motorik einhergeht mit einer geringen Zunahme physiologischer Streßreaktionen auf der Ebene des sympathischen Nervensystems und des HHNNR-Systems. Durch Angst, Asthenie und ausgeprägte physiologische Streßreaktionen weisen sich jedoch Patienten aus, die motorisch unruhig sind und eine belegte Stimme haben. Andererseits sind Mundtrockenheit und Blässe Ausdruck einer ausgeprägten physiologischen Streßreaktion und stehen kaum in Zusammenhang mit emotionalen Streßäquivalenten. Diese Befunde sind aufgrund der methodenimmanenten Meßungenauigkeit von wissenschaftlich sicherlich geringerem Interesse, sie erscheinen jedoch bedeutsam für den klinisch tätigen Anästhesisten: Sie geben wertvolle Hinweise für eine bessere Interpretation des Zustandes des präoperativen Patienten und erleichtern letztlich ein besseres Kennenlernen.

Die wichtigsten Zusammenhänge sind in Abb. 16 dargestellt.

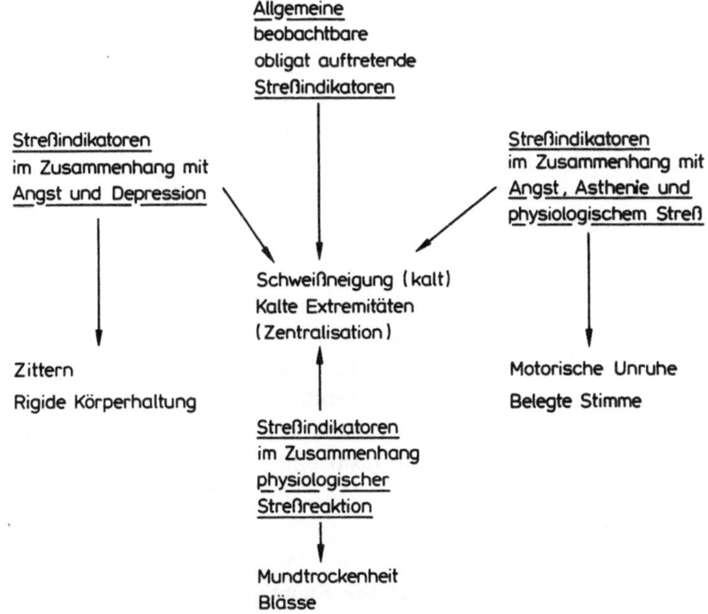

Abb. 16. Schematische Darstellung zwischen beobachtbaren Streßindikatoren und emotionalen und physiologischen Streßreaktionen

11 Methoden zur präoperativen Streßreduktion

11.1 Nichtmedikamentöse Streßreduktion

11.1.1 Vermeidung von Stressoren

Am Anfang einer jeden Streßreduktion steht die Vermeidung von Stressoren oder die Abschwächung ihrer Intensität.

Allein die Kenntnis der Tatsache, daß Lärm und extreme Lichtreize streßinduzierend wirken, sollte Anlaß dazu sein, diese Stressoren zu minimieren. Es liegt durchaus im Rahmen der Möglichkeiten sowohl der behandelnden Ärzte als auch des Pflegepersonals sowie anderer Beschäftigter im Krankenhaus, die mit Patienten in der präoperativen Phase zu tun haben, die Lärmbelastung soweit wie möglich zu reduzieren, beispielsweise durch Selbstdisziplin im Narkoseeinleitungsraum oder wo auch immer. Auch die lautstarken Anordnungen Vorgesetzter und die entsprechenden Erwiderungen der Befehlsempfänger sind hier nicht angebracht.

> **Vermeide Lärm!**
> **Geschrei, Instrumentengeklapper, akustische Signalanzeiger, Piepser,**
> **Diskussionen u. a. präoperativ, v. a. im OP bzw. Narkoseeinleitungsraum**
> **auf ein Minimum reduzieren!**

Es ist nicht notwendig, daß in den Fällen, wo die Narkoseeinleitung auf dem Operationstisch erfolgen muß, die Operationslampe dem Patienten ins Gesicht strahlt. In dieser Situation ist das Klappern von Instrumenten beim Richten des Operationstisches äußerst belastend.

Optische Signalanzeigen können bei Epileptikern die Wirkungen von Flickerlicht annehmen und damit anfallsauslösend wirken.

> **Vermeide grelles Licht!**
> **OP-Strahler und optische Signalanzeigen nicht auf das Gesicht des**
> **Patienten richten! (Cave Epileptiker!)**

Andererseits ist der Entzug sensorischer Informationen bzw. eine sensorische Deprivation ebenfalls zu vermeiden: Der Patient sollte nicht allein auf dem Operationstisch im Vorbereitungsraum liegen bleiben. Er bedarf in dieser Situation der menschlichen Zuwendung, sei es durch Ärzte oder Pflegepersonal.

Gib Zuwendung!

Schmerzen sollten präoperativ weitgehend vermieden werden. Dies gelingt in der Regel nicht durch Verordnung relativ geringer Dosen von Opiaten zur morgendlichen Prämedikation. Eine adäquate Schmerzbehandlung in der präoperativen Phase ist genauso wichtig wie eine suffiziente Schmerztherapie in der postoperativen Phase. Viele Erkrankungen, die operativ therapiert werden müssen, gehen mit Schmerzen einher. Es würde zu weit führen, an dieser Stelle alle Möglichkeiten der Schmerzbehandlung zu nennen. Es scheint jedoch bedeutsam, einige grundlegende Aspekte der präoperativen Schmerztherapie aufzuzeigen: Schmerzen, die im wesentlichen auf Entzündungen zurückzuführen sind, sind ausgezeichnet mit Analgetika vom Typ der Acetylsalicylsäure therapierbar. Diese müssen ausreichend hoch (Einzeldosis 750–1250 mg) und in regelmäßigen Zeitabständen (alle 4 h) appliziert werden. Sind Obstruktionen von Hohlorganen oder den Ausführungsgängen solider Organe mit spastischer Kontraktion der glatten Muskulatur Ursachen präoperativer Schmerzen, so sind v. a. Spasmolytika außerordentlich wirksam. Indikationen zur Gabe von Opioiden in der präoperativen Situation sind selten. Es sollte immer bedacht werden, daß Leitungsanästhesien häufig sinnvoll sein können, beispielsweise zur Vermeidung heftigster Schmerzen bei Umlagerungen auf dem Operationstisch zur Versorgung von Frakturen. Es empfiehlt sich ohnehin dann, wenn Umlagerungen schmerzhaft sind, die Anästhesie im Bett einzuleiten.

**Vermeide Schmerz!
Behandle Schmerzen richtig!**

Inwieweit die tatsächlich existierende reale (und simulierte) Gefahrensituation Bedeutung als Stressor gewinnt, ist vom präoperativen Gespräch der Ärzte mit dem Patienten abhängig. Auf die besondere Problematik der Risikoaufklärung wird weiter unten eingegangen.

Obgleich Nahrungs- und Wasserentzug fast obligate präoperative Stressoren sind, sollten sie in der Intensität minimiert werden. Dies beinhaltet, daß dann, wenn eine Operation zu einer späteren Tageszeit (lange Nüchternheit) oder im Sommer (ausgeprägte Transpiration) durchgeführt wird, dem Flüssigkeitsbedarf dadurch Rechnung getragen wird, daß frühzeitig eine Infusionstherapie begonnen wird. Nicht selten steht der Operateur unter dem Zwang, große Operationsprogramme bewältigen zu müssen. Dies ist nicht immer möglich. Manchmal ist es notwendig, aufgrund der fortgeschrittenen Zeit die letzte Operation abzusetzen und auf den nächsten Tag zu verschieben. Dies sollte der Station frühzeitig mitgeteilt werden, damit der Patient essen und trinken kann. Auf keinen Fall sollte ein Patient, dessen Operation auf den nächsten Tag verschoben wurde, wieder an die letzte oder vorletzte Stelle des Programms gesetzt werden. Die Gefahr eines erneuten Aufschiebens der Operation ist groß und belastet den Patienten über alle Maßen: Dies gilt nicht nur im Hinblick auf Nahrungs- und Wasserentzug, sondern auch auf die Gesamtheit der Streßreaktionen auf emotionaler und physiologischer Ebene. Es gibt kaum eine häufiger geäußerte Klage bei präoperativen Patienten, die bereits Operationen hinter sich gebracht haben, als die der langen Wartezeiten.

Vermeide Nahrungs- und Wasserentzug durch Infusion und sinnvolle, patientenorientierte Gestaltung der OP-Programme!

Auf die Therapie von Schlafstörungen vor Operationen wird weiter unten eingegangen.

Die Deprivation von Bewegung und Aktivität ist ein Stressor, der z. T. nicht vermieden werden kann. Obgleich es sehr verständlich ist, daß der nervöse, aufgeregte Patient lieber auf dem Gang auf und ab läuft als im Bett liegen bleibt, ist es präoperativ notwendig, ihn ins Bett zu legen und in den Operationssaal zu transportieren. Die Notwendigkeit ergibt sich aus der Prämedikation und der damit verbundenen Gefahr des Unfalls durch Selbstkontrollverlust. Was jedoch vermieden werden kann, ist eine zusätzliche motorische Schwächung, beispielsweise durch Droperidol und Thalamonal, die eine gleichzeitige Zunahme von Angstgefühlen verursacht. Nicht wenige Anästhesisten halten die Prämedikation mit diesen Substanzen im wesentlichen auch aufgrund dieser gleichzeitig einsetzenden Wirkung für nicht angezeigt.

Vermeide unnötige Bewegungs- und Aktivitätsdeprivation durch Medikation (beispielsweise Droperidol, Thalamonal)!

Die Vermeidung sozialer Stressoren im Krankenhaus ist im wesentlichen ein organisatorisches Problem. Der Stressor „soziale Isolation", bedingt durch Hospitalisation, kann durch Beurlaubungen und Ausdehnung der Besuchsmöglichkeiten minimiert werden. Wenn allerdings die Operation am Montagmorgen stattfinden soll und der Patient Wochenendurlaub erhält, können zeitliche und personelle Probleme im Rahmen der präoperativen anästhesiologischen Visite auftreten und – und das leitet über zum nächsten Stressor – zu Konflikten Anlaß geben. So fühlt sich häufig der Wochenendbereitschaftsdienst zu Recht nicht zuständig für die routinemäßige Prämedikation, andererseits hat der am Sonntagabend ins Krankenhaus zurückkehrende Patient Anspruch auf die präoperative anästhesiologische

Visite. Ist die Dienstbelastung gering, so wird der diensthabende Anästhesist den Patienten mehr oder minder freudig prämedizieren, ist der oder sind die Diensthabenden im Operationssaal beschäftigt, so wird der Patient ohne anästhesiologische Visite ärgerlich zu Bett gehen.

Eine Lösung dieses Problems ist organisatorisch und prinzipiell konfliktfrei möglich, beispielsweise durch frühzeitige Konsultation des Anästhesisten vor der Beurlaubung des Patienten am Freitagnachmittag. Dies ist jedoch nur ein Beispiel dafür, wie Krankheit, Krankenhausstrukturen und die damit verbundenen sozialen Veränderungen zu Konflikten zwischen Patienten, Ärzten und natürlich auch oder sogar im besonderen Maße dem Pflegepersonal führen können.

Leistungsstressoren sind präoperativ im Sinne von Ängsten vor finanziellen Einbußen, Arbeitslosigkeit u. a. bei gleichzeitiger Verantwortung für Angehörige bedeutsam. Dieser Stressor ist letztlich nicht durch das Krankenhauspersonal, sondern nur durch die Gesetzgeber beeinflußbar.

Andere Stressoren, wie das Problem „Lasse ich mich überhaupt operieren", und wenn ja, „Welches Anästhesieverfahren wähle ich", können durch sachkundige Aufklärung über Therapie- und Anästhesieverfahren sowie deren Erfolgs- und Risikoerwartungen auf der Basis von Sachkenntnis und Vertrauen minimiert werden.

Die Ungewißheit über die Zukunft kann dem Patienten nicht vollständig genommen werden. Eine ausreichende Information über die zukünftigen Ereignisse und Hilfestellungen für die Bewältigung obligat auftretender Probleme (Mammaamputation, Anus praeter) gibt dem Patienten jedoch eine ungefähre Vorstellung von dem, was auf ihn zukommt, und orientiert ihn für die Zukunft. Die Zukunftsorientierung beinhaltet zugleich eine präoperative emotionale Einstellung, die von Hoffnung getragen ist.

Insgesamt stellt die Kenntnis der präoperativen Stressoren und der Möglichkeiten ihrer Vermeidung oder zumindest Minimierung den wesentlichsten Schritt zu einer umfassenden Streßreduktion dar.

Die Aufklärung darüber, was auf den Patienten zukommt, ist häufig einer der wichtigsten Beiträge zur Streßreduktion, da bekannte Gefahren geringere Gefahren bedeuten.

Deshalb

11.1.2 Zum Problem der Risikoaufklärung
vor Anästhesie und Operation

Die meisten Patienten verarbeiten den präoperativen Streß und hier insbesondere
ihre Ängste und Befürchtungen entweder für sich allein oder aber mit Familien-
mitgliedern. Sie werden unterstützt in Gesprächen mit Ärzten, für die es zumindest
dann, wenn sie einige Jahre praktische Erfahrungen gesammelt haben, zur Routine
gehören sollte, durch Eingehen auf die emotionalen Bedürfnisse des Patienten eine
Streßreduktion zu bewirken [130]. Einer reinen anxiolytischen Anästhesievorbe-
reitung beispielsweise steht jedoch die forensische Verpflichtung zur Risikoaufklärung gegenüber. Diese nimmt im neueren deutschsprachigen anästhesiologischen
Schrifttum einen vergleichsweise breiten Raum ein. Dabei stehen gleichzeitig
mehrere Argumente im Vordergrund, die die Forderung nach einer umfassenden
Aufklärung begründen:

1. Der mündige Patient. Die in den letzten Jahren zunehmend geforderte
   partnerschaftliche Beziehung zwischen Arzt und Patient hat auch vor dem
   anästhesiologischen Bereich nicht Halt gemacht. Partnerschaft heißt u. a. eine
   volle Aufklärung über Risiken und Nutzen ärztlichen Handelns.
2. Verbesserung des Vertrauensverhältnisses zwischen Arzt und Patient. Der
   Abbau hierarchischer Verhältnisse zwischen Arzt und Patient kann durch
   Information über die Krankheit und Behandlung weitergeführt werden [172].
   Damit verbunden soll sich das Vertrauensverhältnis zwischen beiden Parteien
   festigen und verbessern.
3. Der rechtliche Aspekt. Die Forderung nach umfassender Aufklärung über alle
   Schritte des ärztlichen Vorgehens ist ein zentraler Aspekt bei der Beurteilung
   ärztlicher Kunstfehler. Ein nicht erlaubter Eingriff des Arztes beim Patienten,
   d. h. wenn der Patient keine Zustimmung zu dem Eingriff gegeben hat, ist im
   Sinne des Strafrechts als Körperverletzung definiert. Jede Anästhesie bedeutet
   nach übereinstimmender ärztlicher und juristischer Interpretation, gleichgültig
   welcher Art und Dauer sie ist, einen Eingriff in die Körperintegrität des Patienten
   [103]. Da der Artikel 2 Abs. 2 Grundgesetz jedem das Recht auf körperliche
   Unversehrtheit gewährleistet, bedarf es bei jedem Betäubungsverfahren der
   Einwilligung des Patienten. Dem Grundsatz: „kein rechtmäßiger Eingriff ohne
   Einwilligung des Patienten" entspricht: „keine wirksame Einwilligung ohne
   Aufklärung des Patienten" [17]. Diese auf den ersten Blick positiven Forderungen zeigen sich jedoch bei näherer Betrachtung als äußerst zweischneidig und
   mehrschichtig: Wohl kein Arzt wird bestreiten, daß ein partnerschaftliches
   Verhältnis zum Patienten einen günstigen Einfluß auf das Vertrauensverhältnis
   haben wird, insbesondere dann, wenn es um die Entscheidung über weitrei-

chende Behandlungen geht. Bedeutet jedoch eine umfassende Information über alle Aspekte und Risiken einer Behandlung gleichzeitig auch eine Optimierung der psychophysischen Gesamtheit des Patienten in dieser belastenden Situation?

Wir wissen, daß auf die Arzt-Patient-Beziehung neben der Krankheit des Patienten und deren Verlauf auch eine Reihe von psychosozialen, psychologischen und sozioökonomischen Faktoren einwirken. Hierbei spielen insbesondere auch die bewußten und unbewußten Erwartungen beider Partner eine Rolle. Typische Verhaltensmuster und soziale Rollen formen diese Erwartungen und ergeben die Beziehungsdynamik mit all ihren Formen und Reaktionen [1]. Es kommen viele Faktoren zum Tragen, deren Bedeutung für die Situationsbewältigung bislang zum größten Teil noch nicht einmal bekannt ist. Sie können psychische und physische Reaktionen bewirken, die sich sowohl positiv, aber auch negativ, selten indifferent für den Patienten erweisen. Eine einseitige Forderung nach vollständiger Risikoaufklärung kann somit im Einzelfall in ihrer Wirkung nicht beurteilt werden. Schränkt man die Betrachtung auf den Aspekt „subjektives Befinden und Information" ein, so steht man ebenfalls vor einem nicht eindeutigen Beziehungsverlauf. Mehr Information bedeutet keineswegs weniger Angst. Dies zeigt sich schon bei den verschiedenen Angstkonzepten von Sullivan, Cattell u. Scheier [28, 196]. Außerhalb des anästhesiologischen Bereiches zeigten Richter [172] und Beckmann [7] bei mehreren Untersuchungen über Grundstimmungen des Patienten den Zusammenhang mit körperlichen Angstzuständen, die sich u. a. in Funktionsstörungen des Magens, des kardiovaskulären Systems, des Verdauungstraktes und der Atemorgane gliedern ließen. Im anästhesiologischen Bereich wurde die Auswirkung, v. a. der Angst, auf den intra- und postoperativen Verlauf von mehreren Autoren untersucht (s. Kap. 8.2).

Nach Richter [172] bietet sich der Patient dem Arzt weniger informationssuchend, sondern primär hilfebedürftig und erhofft sich optimales Verständnis von ihm. Dies gilt auch für die präoperative Phase. Es ist bekannt, daß individuenspezifisch unterschiedliche Mechanismen der Gefahrenverarbeitung vorhanden sind. Wie bereits dargestellt, suchen beispielsweise Patienten mit vigilantem Angstverarbeitungsstil möglichst viel Information, dagegen weisen andere mit einem repressiven Angstabwehrstil ein eher informationsablehnendes Verhalten auf [83, 84, 105]. Bei einer eigenen Untersuchung konnte dies bestätigt werden [203]. Es wurde festgestellt, daß nicht alle Patienten über die Risiken der Narkose aufgeklärt werden wollen. Die Beweggründe mögen verschieden sein, zu respektieren sind sie in jedem Fall.

Bei dieser Untersuchung [207] wurden 43 präoperative Patienten zufällig einem halbstandardisierten Gespräch über individuelle und allgemeine Narkoserisiken oder aber einem halbstandardisierten Gespräch ohne Eingehen auf individuelle und allgemeine Anästhesierisiken zugeordnet. Bei dem letzteren wurde lediglich beruhigend auf die Patienten eingegangen und ihnen versichert, daß sie die Narkose gut überstehen würden und kein Grund zur Angst bestünde. Es wurde deutlich, daß die Risikoaufklärung das subjektive Befinden (Angst, Depression, Asthenie) verschlechtert. Dieser Effekt war nicht auf die Situation am Tag vor der Operation beschränkt, sondern wirkte sich auch auf die emotionale Befindlichkeit am Operationstag aus. Die Unterschiede zwischen den beiden untersuchten Patien-

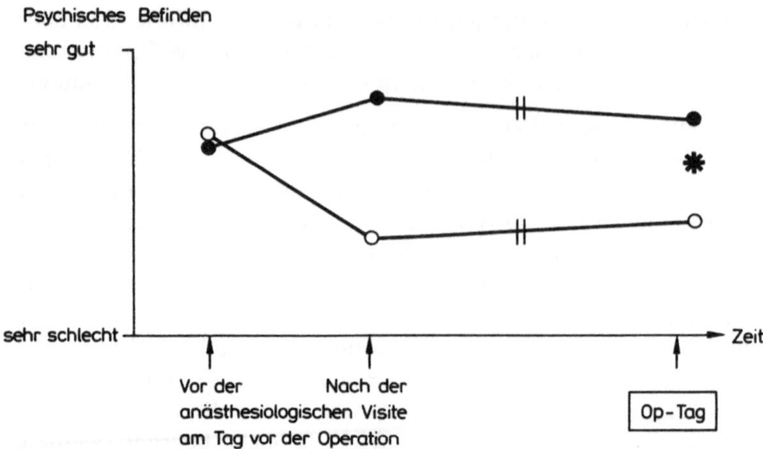

Abb. 17. Psychisches Befinden vor und nach der anästhesiologischen Visite und am Op.-Tag. Vergleich einer Gruppe von ausschließlich beruhigten Patienten *(schwarze Punkte)* mit einer Gruppe von über ihr Risiko aufgeklärten Patienten *(weiße Punkte)*

tengruppen waren am Operationstag sogar ausgeprägter als unmittelbar nach dem Gespräch (Abb. 17). Dieses Ergebnis deutet darauf hin, daß es bei risikoaufgeklärten Patienten zu einer Neubewertung der Operationssituation kam, die zu einer deutlichen Verschlechterung der emotionalen Streßreaktion führte. Die risikoaufgeklärte Patientengruppe wies außerdem deutliche physiologische Streßreaktionen im Sinne einer Erhöhung des Blutdrucks und der Herzfrequenz sowohl nach dem Gespräch als auch am darauffolgenden Operationstag unmittelbar präoperativ auf. Die risikoaufgeklärten Patienten erhielten statistisch signifikant höhere Dosen intravenöser Anästhetika.

Die Ergebnisse dieser Untersuchung zeigen, daß eine einseitige und v. a. forensisch orientierte Patientenvorbereitung den präoperativen Streß aggraviert. Ein anderes Ergebnis relativiert jedoch die Vorteile einer ausschließlich beruhigenden Prämedikationsvisite: Die Patienten, auf die präoperativ lediglich beruhigend eingegangen wurde, wiesen postoperativ ausgeprägtere Kreislaufdysregulationen auf. Abhängig vom individuellen Angstverarbeitungsstil birgt deshalb auch eine einseitig an der Beruhigung des Patienten orientierte Vorbereitung ihre Gefahren, v. a. im postoperativen Verlauf.

Insgesamt zeigen die Ergebnisse dieser Studie deutlich, daß eine obligate und bei jedem Patienten durchzuführende Aufklärung über das Risiko der Narkose eine erhebliche psychische Belastung vorwiegend in der prä- und postoperativen Phase darstellt. Die Kehrseite der freien Selbstbestimmung durch Risikoaufklärung aggraviert den präoperativen Streß in nicht vorhersagbarem Ausmaß. Eine lediglich beruhigende Patientenvorbereitung geht jedoch ebenfalls zumindest bei Individuen mit vigilantem Angstverarbeitungsstil an den Bedürfnissen dieser Patienten vorbei.

Wann immer im persönlichen Gespräch mit Kollegen das Problem der Risikoaufklärung besprochen wurde, zeigte sich, daß jeder seine individuelle Ansicht hierzu hat und daß als Fazit festgehalten werden kann, daß es vom persönlichen Geschick des einzelnen abhängt, inwieweit ihm eine Beruhigung des

Patienten bei gleichzeitiger Erfüllung forensischer Anforderungen gelingt.

11.1.3 Die Hypothese von Janis und ihre Überprüfung

Auf unterschiedliche psychologische Vorbereitungsmaßnahmen bei präoperativen Patienten ging bereits Janis 1958 ein [105]. Er stellte die Hypothese auf, daß der Grad der präoperativen Angst entscheidend für die Rekonvaleszenz ist. Die Prüfung dieser Hypothese erfolgte durch prä- und postoperative Tiefeninterviews sowie mit einer retrospektiven Studie bei 150 männlichen Collegestudenten. Er fand 3 Gruppen, die sich im Grad ihrer antizipatorischen Angst („state anxiety", Zustandsangst) unterscheiden ließen:

1. Patienten mit niedriger präoperativer Angst: Diese kann ihren Ursprung in der Disposition des Patienten zur Affektabwehr haben, durch Verleugnung und Dissoziierung oder aber bei ansonsten unauffälligem psychischen Befund aus einem Informationsmangel über Verlauf und Konsequenz der bedrohlichen Operation entstehen.
2. Patienten mit einer mittleren antizipatorischen Furcht.
3. Patienten mit starker präoperativer Furcht: Die Befürchtungen bezogen sich auf den akuten Schmerz, auf bleibende körperliche Schäden und auf das Sterben auf dem Operationstisch und waren nach Janis insgesamt auf eine chronisch-psychoneurotische Disposition zurückzuführen.

Die hochängstlichen und die niedrigängstlichen Patienten wiesen beide einen ungünstigen postoperativen Verlauf auf, gemessen am Ausmaß emotionaler Störungen, Ärger und körperlicher Beschwerden. Janis [105] folgerte, daß die Art der inneren Auseinandersetzung entscheidend für den Genesungsverlauf sei: Wesentlich sei eine konstruktive Einstellung des Patienten zur Operation, die ihre drohende Gefahr und ihre möglichen Konsequenzen vorwegnimmt. Diesen Vorgang nannte Janis „work of worrying", was mit Befürchtungsarbeit übersetzt werden kann. Sie stelle den Patienten affektiv und kognitiv auf die bevorstehende Streßsituation ein. Patienten mit einer mittleren präoperativen Angst seien am besten affektiv und kognitiv vorbereitet, Patienten mit geringer Angst vermieden infolge ihrer starken Verleugnungstendenz die Befürchtungsarbeit überhaupt, und hochängstliche Patienten seien aufgrund ihrer neurotischen Disposition ohnehin nicht in der Lage, durch Befürchtungsarbeit eine ausreichende Einstellung auf die Situation zu erzielen. Janis konzipierte einen kurvilinearen Zusammenhang zwischen präoperativem Angstniveau und postoperativer Anpassung. Dieser Zusammenhang konnte − soweit er überhaupt überprüft wurde − bei den nachfolgenden Untersuchungen zumeist nicht bestätigt werden. Es muß jedoch auch nach dem Sinn der von Janis gewählten postoperativen Kriterien zu einem guten bzw. schlechten Genesungsverlauf gefragt werden, die die Parameter Angst, Depression und Aggression (gemessen mit Selbst- und Fremdbeurteilungen) enthielten.

1970 publizierten Wolfer u. Davies eine Studie [233], in der weitere Kriterien (Hospitalisationsdauer, Analgetika- und Sedativaverbrauch, organische Komplikationen) miteinbezogen wurden. Sie fanden nur geringe Korrelationen zu den postoperativen Variablen. Kein signifikanter Zusammenhang bestand zwischen der präoperativen Angst und den postoperativen Kriteriumsvariablen. Statistisch signifikante Korrelationen fanden sich jedoch zwischen den prä- und postoperativen Angstangaben.

1973 schlug derselbe Autor vor [232], eine Trennung zwischen medizinischen und psychologischen Kriteriumsvariablen vorzunehmen und zwischen „recovery" (medizinisch-biologisch) und „welfare" (seelisch) zu unterscheiden. Obgleich diese Unterscheidung aus methodischen Gründen immer getroffen werden sollte (s. auch [83]), so muß doch darauf hingewiesen werden, daß beide Prozesse in engem Zusammenhang gesehen werden müßten (vgl. [18, 58, 76]).

1973 untersuchten Cohen u. Lazarus [32] den Zusammenhang zwischen dem Angstverarbeitungsstil und dem postoperativen Genesungsverlauf bei 61 chirurgischen Patienten.

Sie unterschieden zwischen Vermeidern, Vigilanten und einer unspezifischen Mittelgruppe. Außerdem wurde das präoperative Angstniveau mittels Selbst- und Fremdbeurteilung sowie die Streßbelastung im bisherigen Leben erfaßt. Kriteriumsvariablen für den postoperativen Verlauf waren die postoperative Hospitalisationsdauer, der Analgetikaverbrauch, kleinere medizinische Komplikationen und psychologische Komplikationen, z. B. häufige Beschwerden des Patienten. Die vigilante Patientengruppe hatte einen komplizierteren postoperativen Heilungsverlauf als die beiden Vergleichsgruppen. Signifikant unterschieden sie sich in der Hospitalisationsdauer und in kleineren medizinischen Komplikationen. Es wurde aus diesem Ergebnis gefolgert, daß angesichts des bedrohlichen Charakters einer Operation ein vermeidend verleugnender Abwehrstil durchaus effektiv und der Heilung förderlich sein könnte.

1973 teilten Boyd et al. [16] 27 Patienten mit Gefäßverschlüssen in eine Gruppe mit guter und eine mit schlechter postoperativer Anpassung ein, beurteilt durch Ärzte und Schwestern. Präoperativ wurde mit Tiefeninterviews u. a. der emotionale Zustand der Patienten erfaßt. Die beiden Gruppen unterschieden sich im wesentlichen in ihrer Auseinandersetzung mit der bevorstehenden Operation. Die gut angepaßten Patienten neigten zur direkten Auseinandersetzung mit der Operation und zur offenen Kooperation mit dem Arzt, sie hatten ein positives Selbstbild, waren zukunftsorientiert und hatten in ihrem Leben immer versucht, sich mit einer Streßsituation aktiv auseinanderzusetzen.

1973 überprüfte Auerbach [5] bei 56 chirurgischen Patienten die kurvilineare Hypothese von Janis [105], fand jedoch eine lineare Beziehung zu der Situationsangst und emotionalen Anpassung an das Krankenhausmilieu und die Operationsfolgen. Eine kurvilineare Beziehung ließ sich jedoch nachweisen, wenn nicht das absolute, sondern das relative Ausmaß der präoperativen Angst, verglichen mit dem Angstniveau in einem schon weitgehend beschwerdefreien Stadium, als Klassifikationsvariable herangezogen wurde.

1973 untersuchten Cronin et al. [35] 100 Patienten vor der Operation [66] und einen Tag danach hinsichtlich ihrer Persönlichkeitseigenschaften mit einem standardisierten Beschwerdebogen. Sie fanden einen höheren Neurotizismusscore bei ihren Patienten, verglichen mit den Normalstichproben von Eysenck [66]. Der Neurotizismusscore lag bei Patienten mit Oberbaucheingriffen höher als bei Patienten mit anderen allgemeinchirurgischen Eingriffen. Es be-

86

stand außerdem eine positive Beziehung zur Anzahl und Intensität postoperativer Beschwerden.

1970 untersuchten Johnson et al. [108] bei 62 Frauen in der Abdominalchirurgie die Zusammenhänge zwischen den Prädiktorvariablen interne und externe Kontrolle, Ängstlichkeit, Geschwisterposition und aktuelle Situationsangst einerseits sowie postoperativer Furcht, Depression, Ärger, Erregung, Teilnahmslosigkeit, Menge der Schmerzmedikation und Hospitalisationsdauer andererseits. Die Untersucher fanden lediglich signifikante positive Zusammenhänge zwischen der habituellen Angst (Eigenschaftsangst) und der präoperativen Situationsangst (Zustandsangst) sowie der postoperativen emotionalen Anpassung.

1975 fanden Lowery et al. [139] bei 91 Patienten, daß Patienten mit externer Kontrolle vor der Operation signifikant ängstlicher waren als Patienten mit interner Kontrolle.

1977 beschrieben Chapman u. Cox [30] eine Verlaufsuntersuchung bei 22 männlichen und 45 weiblichen Patienten, die sich operativen Eingriffen in der Abdominalchirurgie unterziehen mußten. Als psychologische Testverfahren wurden das State trait anxiety inventory [195], eine Depressionsskala und ein Schmerzfragebogen verwendet. Die Eigenschaftsangst korrelierte zwar mit der präoperativen Zustandsangst, jedoch nicht mit dem postoperativen Verlauf. Andererseits wiesen sog. Problempatienten mit extrem hoher Zustandsangst, Depressions- und Schmerzscores alle sehr hohe Eigenschaftsangstscores auf. Patienten mit hohen Depressionsscores hatten alle extrem hohe Zustandsangstwerte während des gesamten perioperativen Verlaufs.

1979 konnte Galster [83] anhand einer breitgefächerten Longitudinalstudie an allgemeinchirurgischen Patienten wesentliche, über die oben dargestellten Ergebnisse im Sinne neuer psychosozialer Kenntnisse hinausgehende Befunde berichten: Eine Reihe objektiv erhebbarer Merkmale der sozialen Umwelt (Familienstand, übergroße Anzahl von Kindern, relativ rezente Verluste, Wohnsitzwechsel in der Kindheit, Wohnsitz gegenwärtig und früher, Arbeitslosigkeit und häufiger Wechsel des Arbeitsplatzes) hatten einen moderierenden Einfluß auf die präoperative Situationsangst. Ängstlichkeit und aktuelle Situationsangst waren während des gesamten perioperativen Verlaufs eng miteinander verknüpft. Patienten mit hoher präoperativer Situationsangst zeigten während des gesamten perioperativen Verlaufs das Bild allgemeiner Klagsamkeit. Nennenswerte korrelative Beziehungen bestanden zwischen präoperativer Situationsangst und postoperativem Analgetikaverbrauch sowie kleineren Komplikationen, dem Heilungsverlauf und der postoperativen Hospitalisationsdauer.

Im Mittelpunkt all dieser Arbeiten, die sich mit Parametern des präoperativen Stresses, insbesondere Angst, beschäftigen, muß die Arbeit von Janis [105] gesehen werden. Obgleich sie weitgehend als kasuistisch betrachtet werden muß und z. T. auf einer retrospektiven Studie basiert, leuchtet die abschließende Hypothese unmittelbar ein. Hoch angstvolle Patienten sollten beruhigt und damit auf ein mittleres Angstniveau gebracht werden, Patienten, die keine Angst angaben, sollten eher ängstlicher gemacht werden, damit sie auf ein mittleres, der präoperativen Situation adäquates Angstniveau angehoben werden. Es ist bedauerlich, daß bei einer Vielzahl der Arbeiten dieser kurvilineare Zusammenhang nicht überprüft wurde. Auch wenn am Sinn der von Janis gewählten postoperativen Kriterien für einen guten bzw. schlechten Genesungsverlauf gezweifelt werden kann, so ist dennoch nicht von der Hand zu weisen, daß prä- und intraoperativer Streß, der bei beiden Extremgruppen häufig nachgewiesen werden konnte, einen schlechten Genesungsverlauf induzieren kann. Auf die Möglichkeiten ausgeprägter physiologischer Streßreaktionen, beispielsweise Tachykardie, Hypertonie, vasovagale Synkopen u. a., wurde bereits eingehend hingewiesen.

11.1.4 Untersuchungen zur psychologisch orientierten Patientenvorbereitung

Zahlreiche, v. a. auch anästhesiologische Publikationen weisen auf die Bedeutung des psychologischen Managements jedes präoperativen Patienten hin [51, 75, 90, 98, 178, 179, 226]. Obgleich Einhelligkeit über den Nutzen einer auch psychologisch orientierten Patientenvorbereitung in der präoperativen Situation besteht, gehen die Meinungen über die Effizienz der verschiedenen Methoden weit auseinander [39, 178]. Die Mehrzahl der empirischen Untersuchungen prüfte die Auswirkung vorbereitender Informationen über die bevorstehende Operation auf den postoperativen Genesungsverlauf.

In der bereits erwähnten Arbeit von Janis [105] konnte gezeigt werden, daß Patienten, die über das Bevorstehende informiert waren, eine bessere Verarbeitung des postoperativen Verlaufs aufwiesen. Die Informationen müssen positive wie negative Aspekte beinhalten, glaubwürdig sein und Fachkompetenz vermitteln (s. Kap. 11.1).

1963 fanden Egbert et al. [53], daß die Visite des Anästhesisten am Tag vor der Operation eine bessere Angstreduktion bewirkt als die Applikation von Barbituraten. Dies verwundert nicht: Barbiturate sind keine Anxiolytika.

1970 erschien eine Arbeit von De Long*, in der eine Gruppe von Patienten mit Hilfe eines Satzergänzungstests in vigilante Patienten, Vermeider („avoider") und eine relativ unspezifische Mittelgruppe (vgl. [87]) unterteilt wurde. Vigilante Patienten, die eine operationsspezifische Information erhalten hatten, wiesen einen günstigeren postoperativen Verlauf auf (Indikatoren: Schmerzmedikation, postoperative Beschwerden, Dauer der postoperativen Hospitalisierung) als jene mit einer allgemein gehaltenen Information. Auf der anderen Seite waren Vermeider, wenn sie eine spezifische Information erhalten hatten, für ihren postoperativen Verlauf wesentlich schlechter angepaßt, als nach allgemeiner Information. Bei der Mittelgruppe war der postoperative Verlauf unabhängig von der Art der Information. Die Untersuchung läßt folgende Schlußfolgerung zu: Die Gabe spezifischer Information hilft Patienten mit vigilantem Abwehrstil, die Situation in ihrem Sinn kognitiv zu verdeutlichen und damit zur Angstreduktion beizutragen. Andererseits greift eine spezifische Information bei Vermeidern in deren Angstabwehrstil im Sinne einer erneuten Verunsicherung durch kognitive Unklarheit ein und verschlechtert die emotionelle Situation.

1970 berichtete Andrew [3] ebenfalls über den Sinn einer individuell ausgerichteten und am Angstabwehrstil orientierten Information. 59 Patienten mit

---

* Unveröffentl. Dissertation

Herniotomien wurden nach einem Satzergänzungstest in Vermeider und vigilante Patienten eingeteilt sowie in eine Gruppe mit einem spezifischen Angstabwehrstil. Jeweils die Hälfte der Patienten erhielt vor der Operation ein Tonband mit sachlichen Informationen über ihre Erkrankung und das Operationsvorgehen vorgespielt. Diese Intervention verbesserte den postoperativen Verlauf bei Patienten mit neutralem Angstabwehrstil (Indikatoren: postoperativer Medikamentenverbrauch, Hospitalisationsdauer), verschlechterte jedoch den Genesungsverlauf bei Patienten mit vermeidendem Angstabwehrstil.

1974 stellten Vernon u. Bigelow [221] fest, daß Patienten, die eine operationsspezifische Information erhalten hatten, eine positivere Einstellung zu Ärzten und Pflegepersonal äußerten oder einen besseren postoperativen Verlauf aufwiesen.

1975 verglichen Langer et al. [126] bei 60 Patienten die Wirkung einer sachlichen Information mit unterstützenden Äußerungen und einer verhaltenstherapeutischen Selbstkontrolltechnik. Die Patienten wurden in 4 Gruppen unterteilt: Kontrollgruppe ohne Intervention, Information über Schmerzverhalten, Selbstkontrolltechnik oder eine Kombination von beidem. Die Ergebnisse waren wie folgt: 36% der Patienten der Selbstkontrollgruppe benötigten nie Analgetika, hingegen nur 20% der allgemein informierten und 27% der nach beiden Methoden instruierten Patienten. Sedativa wurden in der Kontrollgruppe von allen Patienten, in den anderen Gruppen jedoch nur von 72–87% der Patienten gewünscht.

1977 publizierte Davies-Osterkamp [39] eine kritische Übersichtsarbeit über Untersuchungen zur Angst und Angstbewältigung bei chirurgischen Patienten, in der sie forderte, daß die weitere Forschung sich mehr an der Entwicklung von Indikationen für spezifische Vorbereitungsmaßnahmen orientieren sollte und nicht so sehr an der Entwicklung einer Methode, die für alle Patienten gleichermaßen gelten soll. Den auch hier zitierten Untersuchungen wurde letztlich eine geringe Praxisrelevanz beigemessen.

1980 wies Schmidt [179] auf die methodischen Schwächen bisher vorliegender Arbeiten zum Thema psychologischer Vorbereitung hin. Bei Verwendung unterschiedlicher psychologischer Vorbereitungsmethoden müßten die unterschiedlichen Effekte hinsichtlich der Persönlichkeit (z. B. „represser" – „sensitizer") und biographischer Variablen (Lebensalter, Geschlecht) beachtet werden. Das zentrale Anliegen sei die Reduktion oder gar Vermeidung des Streß- und Krisencharakters der Situation.

1980 erschien eine Übersichtsarbeit von Schlesinger et al. [178], in der die Autoren verschiedene psychologische Vorbereitungsstrategien verglichen und nach dem zeitlichen und finanziellen Aufwand werteten. Die in dieser Publikation zitierten Arbeiten rekrutierten sich aus Spezialgebieten der Kinderchirurgie und Herzchirurgie. Die Ergebnisse von 30 kontrollierten Studien zeigten, daß im ganzen gesehen eine psychologisch orientierte Intervention von Vorteil ist, insbesondere für das Wohlbefinden der Patienten. Der Medikamentenverbrauch sinkt, die Komplikationsrate nimmt ab und die Rekonvaleszenz verkürzt sich. Wird die Anzahl der Tage des postoperativen Krankenhausaufenthalts verglichen, so werden psychologisch vorbereitete Patienten 1,6 Tage früher entlassen als nicht psychologisch vorbereitete Patienten [3, 4, 68, 76, 98, 119, 126, 134, 135, 181, 221]. Patienten, die relativ einfache Vorbereitungsstrategien, wie Information über die Krankheit und Operation sowie eine präoperative Visite der Schwestern und Verhaltensinstruktionen, erhielten, konnten 1,2 Tage früher entlassen werden als Patienten aus entsprechenden Kontrollgruppen. Wurden aufwendigere Methoden, wie psychiatrische Betreuung oder Hypnotherapie, angewendet, so wurden die Patienten 2,6 Tage früher entlassen als Patienten aus entsprechenden Kontrollgruppen. Bei weiterer Betrachtung der jeweiligen Kontrollgruppen und statistischer Prüfung der Ergebnisse aller Studien konnten die Autoren keinen Unterschied zwischen den Vorbereitungsmethoden und ihrer Effektivität finden. Als wesentlich wurde erachtet, daß bereits die Aufmerksamkeit für den Patienten, das Eingehen auf seine emotionalen Bedürfnisse, einen bedeutenden Effekt hat: „Even minor modifications of the hospital regime intended to provide patients with information that would help them to anticipate the experience of surgery and recovery is able to shorten postsurgical hospitalization. Attending to the emotional needs of patients is not only on its face a desirable aspect of treating the whole patient, it is also cost effective."

Dieser Schlußfolgerung ist nur wenig hinzuzufügen. Eine Patientenvorbereitung, die sich an den Bedürfnissen des Patienten orientiert, muß sicherlich als optimal angesehen werden. Die Bedürfnisse des Patienten sind individuell unterschiedlich und u. a. abhängig von den jeweiligen Streßverarbeitungsmechanismen (Angst − Depression − Asthenie).

11.1.5 Das Ich des Patienten unterstützende Maßnahmen

Letzlich geht es darum, das Ich des gestreßten Patienten zu stärken und seine ihm eigenen und vertrauten Streßbewältigungsmechanismen zu erkennen und zu unterstützen. Hierbei muß immer auch bedacht werden, daß Medikamente, Sedativa, Anxiolytika u. a. ebenfalls Einfluß auf Streßbewältigungsversuche nehmen, und zwar nicht selten dahingehend, daß sie den Patienten daran hindern, sich aktiv und erfolgreich um Streßreduktion zu bemühen. So kann die muskelrelaxierende Nebenwirkung eines Anxiolytikums bei Patienten, die gewohnt sind, sich aktiv mit Streß auseinanderzusetzen, durchaus streßinduzierend wirken. Patienten mit einer paradoxen Reaktion auf Sedativa im Sinne einer extremen Stimulation können durch Lähmung ihrer Selbstkontrollmechanismen unkontrollierbare Angst- und Panikzustände erfahren [73].

Das Gespräch mit dem Patienten stellt wohl den wesentlichsten Beitrag zur präoperativen Streßreduktion dar. Es ist nicht notwendig, psychotherapeutische Gesprächsführung zu erlernen, um adäquat mit der Mehrzahl der präoperativen Patienten umzugehen. Erfahrene Ärzte können dies häufig intuitiv. Es erscheint jedoch sinnvoll zu wissen, wie die Hilfe aussehen muß, die man gibt, und was im Gespräch unterstützt werden soll. Fleming [73] unterscheidet verschiedene Techniken: direkte und indirekte Unterstützung, sowie aufwendige Methoden, wie Hypnose und Relaxationstechniken. Die Familiarisation, eine weitere streßreduzierende Maßnahme, wurde bereits im Zusammenhang mit Abschn. 11.1.1, Vermeidung von Stressoren, eingehend besprochen.

90

Direkte Unterstützung

Versagen die vom Patienten üblicherweise angewendeten Streßbewältigungsmechanismen, so sollten diese unterstützt werden. Klagt ein Patient darüber, daß er im Rahmen früherer Anästhesien die „Vorbereitungsspritze" unangenehm empfunden hat, so kann auf diese verzichtet werden. Ist ein Patient gewohnt, sich in Streßsituationen der Gefahr zu stellen, indem er sich eingehend mit dieser auseinandersetzt, so soll ihm der Anästhesist Informationen geben. Dies kann sogar beinhalten, daß dem Patienten detailliert beschrieben oder gar gezeigt wird, wie und wo Operationsvorbereitungen ablaufen. Andererseits dürfte es sinnvoll sein, extreme Verleugnungsmechanismen nicht zu unterstützen. Die mäßige Angstinduktion – wie sie von Janis [105] vorgeschlagen wird – erscheint durchaus berechtigt. Wenn jedoch das Individuum mit aller Kraft an seinen Verleugnungsmechanismen festhält, um mühsam eine Panikreaktion zu verhindern, ist es besser, die Verleugnung zu unterstützen. Diesem Patienten ist auch sehr einfach zu verdeutlichen, daß er, obwohl er ja keine Angst habe, einfach aus Routinegründen einer Prämedikation bedarf. In einem solchen Fall wäre es sicherlich falsch, darauf zu bestehen, daß er zugibt, Angst zu haben.

Der Patient, der weinen möchte, soll weinen. Der Anästhesist bzw. die Anästhesistin haben hier die Aufgabe, eine Vater- bzw. Mutterrolle zu übernehmen, den Patienten zu trösten und ihm zu bestätigen, daß man sehr gut nachfühlen kann, was er empfindet. Der Patient wird direkt unterstützt durch die Schulter, an der er sich ausweinen kann.

Es muß den behandelnden Ärzten jedoch immer klar sein, daß der Patient kein Kind, sondern ein Erwachsener ist. Sonst verstärkt der Arzt Regressionstendenzen und handelt letztlich geradezu konträr zu seiner ursprünglichen und eigentlichen Absicht, nämlich den Patienten als Person zu unterstützen und aufzubauen: das heißt Respekt vor dem Patienten und Gewährleistung höchstmöglicher Autonomie und beinhaltet auch das Vermeiden einer allzu väterlichen bzw. mütterlichen Rolle.

Indirekte Unterstützung

Grundsätzlich ist bereits das diagnostische Gespräch mit dem Ziel der Aufdeckung der emotionalen Konflikte selbst kurativ. Häufig stellt der Patient seine Konflikte geradezu schauspielerhaft zur Schau, damit die Welt um ihn herum sie bemerkt. Er selbst ist sich jedoch in keiner Weise über die Bedeutung dieses Verhaltens im klaren. Ein solcher Patient wird besser mit seinen Konflikten umgehen können, wenn er intellektuell und emotional begreift, was ihn an der Konfliktbewältigung hindert. Die Bemerkung, „Ach machen Sie sich doch nichts daraus, das haben schon so viele Patienten überstanden, Sie werden das auch überstehen", ist ein direkt unterstützendes Statement, das lediglich vollständig regredierten Patienten nützlich sein kann. Es kann jedoch Menschen, die indirekte Unterstützung brauchen, nicht helfen. Diese Patienten werden durch solche Zusprüche lediglich weiter verunsichert, sie machen sie ängstlich und hinterlassen den Eindruck, daß man von oben herab mit ihnen redet. Hier ist es notwendig zu sagen: „Wissen Sie, was Sie mir eben gerade gesagt haben, macht es mir leichter zu verstehen, warum Sie so angstvoll sind. Sie müssen jedoch bedenken, daß die Narkose vor 20 Jahren mit Äther gemacht wurde. Die Verhältnisse heute sind ganz anders: Wir werden Sie mit einer wenig schmerzenden Injektion einschlafen lassen, und wenn Sie aus der Narkose erwachen, wird es Ihnen vergleichsweise weitaus besser ergehen, da die Narkosemittel, die wir verwenden, bei weitem nicht mehr so häufig Erbrechen verursachen, wie dies damals bei Ihrer ersten Narkose der Fall war."

Häufig ist es sinnvoll, ein kurzes Gespräch mit dem Stationsarzt zu führen, um herauszufinden, was den Patienten am meisten beunruhigt. Es sollte nie vergessen werden, daß die Stationsschwestern und -pfleger sehr viel über den Patienten wissen. Die kurze Frage: „Wie geht es denn der Frau Müller, die morgen operiert wird?", zieht nicht selten die Antwort nach sich: „Ach es geht ihr eigentlich ganz gut, aber immer, wenn ihr Besuch nach Hause geht, weint sie." Die wenn auch nur kurze Kommunikation mit dem Kollegen und dem Pflegepersonal gibt wichtige Hinweise darauf, was die Patienten belastet und welche Belastungsfaktoren im Vordergrund stehen (in diesem Fall die Trennung von der Familie), und ermöglicht es dem Anästhesisten auch in der kurzen, ihm zur Verfügung stehenden Zeit gezielt und wirkungsvoll auf den Patienten einzuwirken.

In der Mehrzahl aller Fälle wird es den behandelnden Ärzten gelingen, auf den Patienten im Sinne einer Streßreduktion einzuwirken. Gelingt es jedoch einem extrem angstvollen Patienten nicht, eine bessere Angstkontrolle zu erzielen, so kann es durchaus notwendig werden, den operativen Eingriff zu verschieben. In Einzelfällen kann es sogar notwendig sein, einen Psychiater hinzuzuziehen.

11.1.6 Hypnose

Obgleich in der Vergangenheit Hypnose im Zusammenhang mit Anästhesie sehr häufig und erfolgreich angewendet wurde, ist sie heute zu einer fast vergessenen und nur von ganz wenigen Anästhesisten beherrschten Technik geworden. Es gelingt in der Hypnose, den präoperativen Streß, insbesondere Furcht und Angst, so weit zu reduzieren, daß zur Unterhaltung der Narkose nur noch minimale Mengen von Analgetika benötigt werden.

Hypnose wird heute von einigen Experten weniger als Schlaf- oder Trancezustand, sondern vielmehr als Zustand gesteigerter Konzentration und Aufmerksamkeit, insbesondere von Ich-Funktionen, Ich-Kontrollen gesehen. Hieraus resultiert eine größere Effektivität der individuellen Bewältigungsmechanismen.

Einige Aspekte der Anwendung von Hypnose zur präoperativen Streßreduktion müssen bedacht werden: Nicht jeder Patient ist hypnotisierbar und nicht bei jedem Patienten wird mit der Hypnose das Ziel der Streßreduktion erreicht. Der Anästhesist muß erfahren in der Anwendung der Hypnose sein, denn diese Technik erfordert Zeit und Übung. Außerdem ist die Wirkung der Hypnose abhängig von der Beziehung des Arztes zum Patienten und umgekehrt. Der Zeitaufwand muß als relativ hoch erachtet werden. Wer glaubt, durch Anwendung der Hypnose Zeit einzusparen auf Kosten einer ausgiebigen Auseinandersetzung mit dem Patienten, wird enttäuscht sein, da diese Voraussetzung für eine erfolgreiche Anwendung ist.

Folgender Aspekt der Hypnose erscheint wichtig: Es sind nicht die Entspannungssuggestionen, die wesentlich zur Streßreduktion beitragen, sondern vielmehr die Suggestionen, die unterstützen und instruieren, letztlich also wiederum die Anteile, die die Bewältigungsmechanismen des Patienten stärken [31].

11.1.7 Entspannungstechniken

Es gibt heute sehr viele Entspannungstechniken, die sich von der Hypnose dahingehend unterscheiden, daß nicht der Versuch unternommen wird, den Bewußtseinszustand des Patienten zu ändern. Allen gemeinsam ist das Ziel, die muskuläre und psychische Anspannung zu vermindern. Die Techniken variieren von der Meditation zum Biofeedback oder Tonbandkassetten, auf denen die Patienten Instruktionen zur Entspannung erhalten. Eine der bedeutsamsten Entspannungstechniken ist das autogene Training.

Voraussetzung für eine erfolgreiche Anwendung dieser Techniken ist ein relativ langdauerndes Training. Es ist nicht möglich, eine solche Technik von einem zum anderen Tag anzuwenden. Das autogene Training beispielsweise ist jedoch außerordentlich erfolgreich einsetzbar bei Patienten, die diese Methode bereits beherrschen.

11.2 Medikamentöse Streßreduktion

11.2.1 Behandlung von präoperativen Schlafstörungen

Die Tatsache, daß jeder 3. Patient trotz Verordnung eines Schlafmittels präoperativ schlecht schläft, fordert zu einer Lösung dieses Problems auf. Die Schlafstörungen dürften im wesentlichen durch Streß hervorgerufen sein, wobei v. a. Ängste und Depressionen Schlafstörungen verursachen. Hier empfehlen sich v. a. Substanzen der Benzodiazepinreihe. Blaha u. Galle [12] empfehlen 1–2 Tabletten Lorazepam à 2,5 mg oder $^{1}/_{2}$–2 Tabletten Bromazepam à 6 mg oder 1–2 Kapseln Dikaliumchlorazepat à 10 mg oder 1–2 Tabletten Flunitrazepam à 2 mg oder 1 Ampulle Flunitrazepam à 2 mg i.m. In neueren Lehrbüchern [48, 142] werden ebenfalls Benzodiazepine (Diazepam und Flunitrazepam) [142] und, allgemeiner, Tranquilizer, aber auch Hypnotika [48] empfohlen. Außerordentlich wichtig ist der Hinweis, daß Patienten, die an Schlafmittel oder die Einnahme von Tranquilizern gewöhnt sind, diese weiterhin nehmen sollten. Bei einer neueren Untersuchung [72] wurden Nitrazepam, Flunitrazepam und Lormetazepam als Schlafmittel in der präoperativen Nacht geprüft. Hierbei erwies sich Nitrazepam als vergleichsweise schlechtes Schlafmittel, sowohl was die Einschlaf- als auch was die Durchschlafqualität betraf. Flunitrazepam und Lormetazepam hingegen wiesen eine kurze Einschlafzeit auf (ungefähr 15 min), Schlafqualität und Schlaftiefe wurden unter Flunitrazepam besser beurteilt. Es fand sich allerdings nach Flunitrazepam am Operationsmorgen ein höherer Grad an allgemeiner Müdigkeit und Zerschlagenheit im Gegensatz zu Lormetazepam. Dieses wirkte schlafinduzierend und beeinflußte daher den physiologischen Schlafablauf weniger als das mehr narkotisch wirkende Flunitrazepam. Es wurde bereits 1979 gegen Pentobarbital geprüft und überlegen gefunden [160].

Zusammenfassend kann festgehalten werden, daß den Benzodiazepinen die wohl größte Bedeutung in der Behandlung präoperativer Schlafstörungen zukommt. Prinzipiell sollte der Patient dann, wenn er an ein Schlafmittel gewöhnt ist, dieses auch präoperativ einnehmen. Sind Einschlafstörungen v. a. aufgrund präoperativer Ängste zu erwarten, so sind Lormetazepam und auch Lorazepam gut geeignet. Bei Durchschlafstörungen dürfte Flunitrazepam der Vorzug zu geben sein. Die Prämedikation sollte in der Regel per os erfolgen.

11.2.2 Prämedikation am Operationstag

In der Vergangenheit, sozusagen als Relikt der Äthernarkose [95], wurden von der Prämedikation am Operationstag eine ausreichende Sedierung, ein antiemetischer Effekt, die Ausschaltung von Reflexen, besonders im Vagusbereich, eine Antihist-aminwirkung und eine analgetische Wirkung gefordert. Der Sinn einer solchen Kombination bei Anwendung moderner Anästhesieverfahren wurde in den letzten Jahren zunehmend kritisiert und wird heute, auch in neueren Lehrbüchern, weitgehend abgelehnt [48, 142]. Indikationen und Möglichkeiten der präoperativen Analgesie wurden bereits besprochen (s. S. 5, 58, 79).

Eine gezielte Wirkung nahezu ohne Nebenwirkungen, [bei im. und sc. Applika-tion häufig!] bietet heute das transdermal applizierbare Scopolamin. Es sollte am Tag vor der Operation, beispielsweise während der anästhesiologischen Visite, hinter dem Ohr als Pflaster appliziert werden. Die Wirksamkeit ist außerordentlich gut, v. a. bei opiatbedingtem Erbrechen (Tolksdorf 1984, bislang unveröffentlichte Ergeb-nisse). Die beste Antihistaminwirkung besteht in der Verabreichung von Substanzen ohne Histaminfreisetzung. Eine obligate Gabe von Antihistaminika vom Phenothia-zintyp präoperativ kann heute nicht mehr als notwendig angesehen werden. Bei allergischer Diathese ist die Gabe von H_1- und H_2-Blockern spezifischer und angezeigt. Die Ausschaltung von Reflexen, besonders im Vagusbereich, ist Gegen-stand vieler Diskussionen gewesen. Es setzt sich jedoch immer mehr die Meinung durch, daß eine prophylaktische Gabe von Atropin zur Vermeidung von Bradykar-dien nicht mehr notwendig ist. Es ist bekannt, daß Atropin in den bisher verwendeten Dosierungen eher zu Herzrhythmusstörungen führt, als daß es sie verhindert [74]. Vor Eingriffen im Mund- und Rachenraum kann Mundtrockenheit erwünscht sein. Zu diesem Zweck empfiehlt Dudziak [48] die Gabe von Glykopyrrolat in einer Dosierung von 0,2 mg i.m. aufgrund der geringeren kardialen Nebenwirkungen und der ausgeprägten Sekretolyse im Vergleich zu Atropin.

Was an Forderungen für eine Prämedikation nun bleibt, ist die Sedierung oder — genauer gesagt — die Streßreduktion. Bei der Durchsicht der Literatur zur Prämedikation muß festgestellt werden, daß die Mehrzahl aller Untersuchungen zur Prämedikationswirkung die Anforderungen an eine wissenschaftliche Erfassung des präoperativen Stresses und dessen Reduktion nicht erfüllt [95, 211, 219].

11.2.3 Spezielle Pharmakologie der präoperativen Streßreduktion

Im folgenden sollen die zur Prämedikation verwendeten Gruppen von Pharmaka und ihre wesentlichen Wirkungen und Nebenwirkungen besprochen werden. Danach werden gut untersuchte Vertreter dieser Pharmakagruppen in bezug auf ihre

94

streßreduzierende Eignung in der präoperativen Phase diskutiert.

Neuroleptika

Man unterscheidet Phenothiazine und Butyrophenonderivate.

Phenothiazine

Phenothiazine wirken stark antiemetisch und sedierend. Im Unterschied zum hypnotischen Effekt ist für die Sedation durch Phenothiazine charakteristisch, daß höhere Dosen nicht zu einem tiefen Schlaf, sondern nur zur Beseitigung von Übererregung führen. Die Patienten werden von den Reizen der Umwelt distanziert, ihre Ansprechbarkeit bleibt jedoch erhalten. Phenothiazine verstärken die Wirkung vieler zentraldämpfender Pharmaka, wie Analgetika, Opiate, Barbiturate und andere Hypnotika, so daß deren therapeutische Dosen verringert werden können. Verschiedene funktionelle Komponenten des mesenzephalen Systems, welche den basalen Stoffwechsel, die Körpertemperatur, die Wachfunktion, den vasomotorischen Tonus, die Emesis und das hormonale Gleichgewicht kontrollieren, werden gedämpft. Zusätzlich erfolgt eine periphere autonome Dämpfung, die gegenüber dem Sympathikus stärker ausgeprägt ist als gegenüber dem Parasympathikus.

Phenothiazine hemmen die Rückbildung von Katecholaminen (Noradrenalin und Dopamin) und die Blockade der adrenergen (beispielsweise dopaminergen) Rezeptoren ohne deutlichen Anstieg des Katecholamingehalts. Wegen der erhöhten Freisetzung von Noradrenalin und Dopamin kommt es zu einer Steigerung des Metabolitengehalts, besonders in extrapyramidalen Kerngebieten.

Phenothiazine hemmen den Karotisinusreflex und partiell auch die durch Acetylcholin bewirkte Tachykardie. Da die hypertone Wirkung von Adrenalin teilweise aufgehoben wird, kann eine adrenerge Blockade vermutet werden.

Triflupromazin hemmt in Abhängigkeit von der Dosis den Bradykardiereflex nach Adrenalinzufuhr. Diese Hemmung erfolgt wahrscheinlich zum einen durch eine verminderte pressorezeptorische Reaktion und zum anderen durch eine parasympathikolytische Wirkung. Die Beeinflussung sowohl des sympathischen als auch des parasympathischen Nervensystems deutet auf eine Ganglienblockade hin.

Die Wirkung auf Blutdruck und Herzfrequenz ist in der Regel gering. Der Blutdruck fällt unwesentlich ab, vereinzelt werden Tachykardien beobachtet. Ältere Patienten reagieren sensibler im Sinne ausgeprägterer Blutdruckabfälle.

Als wichtigste Vertreter der Phenothiazine haben *Promethazin* und *Triflupromazin* zu gelten.

Triflupromazin wird in einer Dosierung von 0,25 mg/kg KG zur intramuskulären Prämedikation empfohlen [142]. In eigenen Untersuchungen wurden Dosierungen von 10−20 mg intramuskulär angewendet. Bei dieser Dosierung kommt es auf der emotionalen Streßebene zu einer mäßig ausgeprägten Anxiolyse und antidepressiven Wirkung bei gleichzeitiger Zunahme des Schwächegefühls. Bei intravenöser (!)

Gabe von 50 mg Promethazin werden vielfach ausgeprägte und anhaltende psychomotorische Unruhezustände beobachtet [170]. Bei dieser Dosis fanden sich im Elektroenzephalogramm Veränderungen im Bereich der dominierenden Grundfrequenzen mit einer Amplitudenabnahme und Labilitätssteigerung sowie gelegentlicher und vorübergehender zusätzlicher Aktivitätszunahme in niedrigen Frequenzbereichen. Die EEG-Veränderungen waren ausgesprochen variabel. Die vorübergehende leichte Zunahme der Δ-Tätigkeit soll eine Abnahme von geistigen und motorischen Reaktionen bis zur Müdigkeit und gelegentlichen leichten Schlafphasen bedingen. Die Abnahme der Frequenztätigkeit im Bereich von 7,5−13 Hz soll mit antidepressiven Wirkungen korrelieren, die Verminderung schneller α-Aktivität soll an sedierende Wirkungen gekoppelt sein. Eine Reduktion der α-Tätigkeit mit gleichzeitigem Auftreten niedriger Aktivitäten kann jedoch auch mit konfus deliranten Verhaltensweisen einhergehen. Die günstigsten sedierenden Ergebnisse fanden die Autoren, wenn die α-Amplitudenreduktion bzw. die Verengung des Grundfrequenzbandes zwischen 30 und 50% betrug. Sowohl bei zerebralen Veränderungen über 50% mit sehr guter Sedierung als auch bei Veränderungen unter 20% ohne Sedierung traten gleichzeitig störende psychomotorische Nebeneffekte mit Angst, Verwirrung, mangelnder Kooperationsbereitschaft und motorischer Unruhe auf. Es kam jedoch auch in einem Fall trotz α-Amplitudenreduktion zu keinem Sedierungseffekt und starken Nebenwirkungen. Diese Ergebnisse sind aus 2 Gründen bedeutsam: Zum einen zeigen sie die doch sehr geringe Korrelation zwischen den EEG-Werten und den subjektiv verbalen Streßreaktionen. Zum anderen zeigt die Koexistenz von Sedierung und Angst deutlich, daß die Sedierung, wie sie letztlich durch den Arzt beurteilt wird, keinerlei Aussage über die psychische Streßreaktion zuläßt: Sedierung ist nicht gleich Anxiolyse.

Bei eigenen Untersuchungen [211, 212] wurde das Verhalten biochemischer Streßparameter nach intramuskulärer Gabe von Triflupromazin in der oben angegebenen Dosierung und bei intravenöser Applikation von 0,1 mg/kg KG geprüft. Es fanden sich unwesentliche Veränderungen von Blutdruck und Herzfrequenz und ein geringer Anstieg des Plasmakortisolspiegels nach intramuskulärer Prämedikation mit Triflupromazin. Bei intravenöser Applikation konnte ein streßbedingter Anstieg der Plasmakatecholamine nicht verhindert werden.

Die postoperative Beurteilung der Prämedikationswirkung war bei intramuskulärer Applikation in der Regel gut, die intravenöse Gabe stellte jedoch nicht einmal die Hälfte der Patienten zufrieden.

Insgesamt ist von der intramuskulären Prämedikation mit Triflupromazin (ähnliches dürfte für Promethazin gelten) keine wesentliche Streßreduktion zu erwarten. Lediglich auf der emotionalen Ebene kommt es zu einer geringgradigen Besserung; die physiologischen und biochemischen Streßparameter werden nicht positiv beeinflußt.

Butyrophenonderivate

Die in der Anästhesie wichtigste Substanz dieser Gruppe ist das Dehydrobenzperidol. Es konkurriert im zentralen Nervensystem mit der γ-Aminobuttersäure, welche die Membranpermeabilität und dadurch die Synapsenübertragung reguliert (durch Dopamin-, Noradrenalin- und Serotoninrezeptoren) [227]. Es weist verschiedene neuroleptische Wirkungen auf: psychomotorische Verlangsamung, emotionelle Gleichgültigkeit, affektive Indifferenz. Außerdem besitzt es eine α-rezeptorenblockierende Wirkung und führt dementsprechend zur peripheren Vasodilatation mit Blutdruckabfall. Es wirkt außerdem stark antiemetisch. Neben den in der Regel positiv interpretierten psychischen Eigenschaften werden jedoch auch gänzlich andere Wirkungen beschrieben. Es kommt in einzelnen Fällen zu Panikreaktionen mit Flucht aus dem Operationssaal und Operationsverweigerung. Die gleichzeitige motorische Hemmung veranlaßte Seeling [182] zu dem Vergleich: „Als würde innerlich ein Motor auf Hochtouren laufen und äußerlich sind die Bremsen angezogen." Zentai führt dies auf die zunächst eintretende Hemmung des Sympathikus im dopaminergen System des ZNS bei gleichzeitigem Beginn der kataleptischen Wirkung, d. h. der motorischen Hemmung zurück. Diese Phase, die auch in der Psychiatrie bekannt ist, ist gekennzeichnet durch phobische Reaktionen, Fluchtphänomene, innere Getriebenheit und Unruhe, die jedoch durch die Dissoziation zur Umgebung verborgen bleiben [227].

Bei eigenen Untersuchungen konnte gezeigt werden, daß es durch Prämedikation mit 2,5–5 mg Dehydrobenzperidol i.m. zu einem Angstanstieg, einer Zunahme der depressiven Verstimmung und einer Zunahme des Faktors Asthenie kommt.

Der systolische Blutdruck blieb im wesentlichen unverändert, der diastolische Blutdruck fiel mäßig ab. Der Herzfrequenzanstieg kann sowohl als kompensatorisch (Vasodilatation!), aber auch als streßbedingt angesehen werden. Der Anstieg des Plasmakortisols kann durch Dehydrobenzperidol ebensowenig verhindert werden wie durch Triflupromazin und Placebo.

Insgesamt kann dem Dehydrobenzperidol in der Prämedikation als Monosubstanz keine streßdämpfende, im Gegenteil sogar eine streßsteigernde Wirkung zugesprochen werden. Daß dies auch für die Kombination mit Fentanyl gilt, wird weiter unten besprochen.

Dehydrobenzperidol ist durch seine streßsteigernde Wirkung deshalb zur Prämedikation gänzlich ungeeignet. Die antiemetische Wirkung, die manchmal als Indikation angegeben wird, kann durch transdermale Applikation von Scopolamin (oder Triflupromazin) nebenwirkungsärmer erzielt werden.

Tranquilizer

Die in der Anästhesie inzwischen immer häufiger angewendeten Tranquilizer gehören zur Gruppe der Benzodiazepine. Benzodiazepine besitzen spezifische Benzodiazepinrezeptoren, die an GABA-(γ-Aminobuttersäure-)Synapsen lokalisiert sind. Die Besetzung dieser Rezeptoren durch Benzodiazepine führt zu einer postsynaptischen Verstärkung der GABAergen inhibitorischen Effekte. Diese Rezeptoren befinden sich im wesentlichen in der Hirnrinde, im Kleinhirn, dem Nucleus amygdalae, dem Hippocampus, Hypothalamus u. a. Auf Rückenmarksebene werden durch die Besetzung dieser Rezeptoren polysynaptische Reflexe gedämpft.

Benzodiazepine wirken hauptsächlich anxiolytisch, sedativ hypnogen, muskelrelaxierend und antikonvulsiv. Außerdem führen sie in unterschiedlichem Ausmaß zur anterograden Amnesie.

Ihre Anwendung zur Induktion und Aufrechterhaltung des präoperativen Nachtschlafs wurde bereits besprochen. Gut untersuchte Substanzen zur Prämedikation am Operationstag sind im wesentlichen Diazepam, Flunitrazepam und die erst seit kurzem auf dem Markt erhältlichen Medikamente Midazolam und Lormetazepam.

Diazepam

Diazepam zur intramuskulären Prämedikation in einer Dosis von 10–20 mg führt zu einer deutlichen Anxiolyse, weist eine nur geringe antidepressive Wirkung auf und führt zu einer Abschwächung des Faktors Asthenie. Die emotionale Komponente der Streßreaktion wird demnach v. a. im Sinne einer Anxiolyse gedämpft [211].

Nach intravenöser (!) Diazepamapplikation von 20 mg wurde im EEG ein Auftreten (bzw. eine Frequenzzunahme) zwischen 12 und 20 Hz beobachtet, die klinisch mit psychischem Indifferenzverhalten korrelierte. Das Ausmaß der Aktivitätszunahme wies erhebliche altersunabhängige intraindividuelle Schwankungen auf. Mit der β-Aktivierung erfolgte eine Reduktion der α-Amplitude, eine Veränderung, die interindividuell eine große Variationsbreite zeigte. Sie variierte zwischen völligem α-Amplitudenverlust bis hin zum gänzlichen Ausbleiben einer medikamentenabhängigen Reaktion. Lediglich eine vorübergehende Aktitivtätszunahme der Wellen zwischen 4 und 8 Hz zeigte nach Meinung der Autoren eine sehr genaue Übereinstimmung mit dem klinischen Auftreten von Müdigkeit und Schlafphasen, deren Tiefe vom Ausmaß der Aktivitätszunahme abhängig war. Die Behauptung, daß die Registrierung der elektrischen Aktivität des Gehirns eine objektive Methode darstelle, die generelle Aussagen über die Wirkung zerebral angreifender Medikamente zuließe, wobei jeweils reproduzierbare Differenzen der individuellen Reaktionsweisen bei den Ergebnissen zu berücksichtigen seien, zeigt jedoch wiederum deutlich, daß eine unkritische Betrachtung dieses scheinbar objektiven Parameters nicht zulässig ist. In der vorliegenden Arbeit wurde ebenso wie bei den anderen Untersuchungen zum EEG-Verhalten nach Prämedikation die Sedierung lediglich fremdbeurteilt, eine Selbstbeurteilungsmethode z. B. mit visuellen Analogskalen oder Fragebögen wurde nicht angewendet. Außerdem stellt die intravenöse Gabe von 20 mg Diazepam eher eine Narkoseeinleitung als eine Prämedikation mit dem Ziel der Streßreduktion dar.

Die intramuskuläre Prämedikation mit 10–20 mg Diazepam führt zu einer Senkung des systolischen und diastolischen Blutdrucks bei nahezu unveränderter Herzfrequenz, was durchaus im Sinne einer Streßreduktion interpretiert werden kann. Die Tatsache, daß die Blutdrucksenkung deutlich ausgeprägter war als beispielsweise nach Droperidol und v. a. auch mit einer fast unveränderten Herzfrequenz einherging, weist eher auf eine Streßreduktion im Sinne einer Dämpfung der Sympathikusaktivität als auf die bekannte, jedoch gering ausgeprägte substanzspezifische Senkung des peripheren Widerstandes hin. Untersuchungen mit dem verwandten Flunitrazepam zeigten ähnliche Ergebnisse, wobei bei intravenöser Gabe ein gleichzeitiger Abfall des Adrenalin- und Noradrenalinspiegels im Serum festgestellt werden konnte.

98

Im Vergleich zu Placebo kommt es nach intramuskulärer Prämedikation zu einem signifikanten Abfall des Plasmakortisolspiegels.

Die postoperative Beurteilung der Patienten zeigte, daß fast 75% eine gute Wirkung, 15% eine mittelmäßige und ebensoviele keine Wirkung angaben. Über eine schlechte Wirkung beklagte sich kein Patient. Über Nebenwirkungen wurde in dieser Studie und bei Berücksichtigung der Kontraindikationen und zurückhaltender Anwendung bei Patienten höheren Lebensalters nicht berichtet.

Insgesamt muß festgestellt werden, daß die Streßreaktion mit Diazepam auf allen Ebenen gedämpft wird. Auf der emotionalen Ebene dominiert die Anxiolyse.

Flunitrazepam

Flunitrazepam wirkt ausgeprägt anxiolytisch, führt zu keiner Veränderung bei depressiver Verstimmung und beeinflußt auch wenig den Faktor Asthenie [211].

Flunitrazepam senkt mäßig den systolischen und diastolischen Blutdruck und führt zugleich zu einer geringgradigen Senkung der Herzfrequenz. Die Veränderungen können im wesentlichen auch durch die Streßreduktion erklärt werden. Diese Ergebnisse wurden nach intramuskulärer Applikation von 1–2 mg Flunitrazepam beobachtet. Für die Annahme eines streßdämpfenden Effektes spricht auch die durchgehende Abnahme des Adrenalin- und Noradrenalinspiegels im Serum nach intravenöser Gabe von 0,01 mg/kg KG [212].

Auf der Ebene des HHNNR-Systems führt Flunitrazepam zu einem deutlichen Abfall des Plasmakortisolspiegels. Dieser ist im Vergleich zu Placebo signifikant.

Die Prämedikation mit Flunitrazepam i.v. in der angegebenen Dosierung wurde von allen Patienten positiv beurteilt, die intramuskuläre Prämedikation von mehr als 75% aller Patienten. Der Rest verspürte keine Prämedikationswirkung; über eine schlechte Wirkung wurde nie berichtet [211].

Insgesamt muß festgestellt werden, daß sowohl die intramuskuläre als auch die intravenöse Prämedikation mit Flunitrazepam auf allen wesentlichen emotionalen und physiologisch-biochemischen Streßebenen dämpfend wirkt und somit das Medikament sehr gut dafür geeignet ist. Selbstverständlich muß die gleichzeitige Sedierung (insbesondere bei ambulanten Patienten) beachtet werden [213].

Midazolam

Midazolam, ein neues, im Gegensatz zu den anderen wasserlösliches Benzodiazepin, weist Vorzüge hinsichtlich einer deutlich kürzeren β-Eliminationshalbwertszeit auf. Klinisch imponiert diese jedoch nicht so ausgeprägt, wie zu erwarten wäre.

Psychometrische Untersuchungen zeigen eine sehr gute anxiolytische Wirkung bei intramuskulärer Prämedikation mit 0,05 mg/kg KG, die durch eine Dosissteigerung nicht verstärkt werden kann [208].

Blutdruck und Herzfrequenz werden nicht wesentlich beeinflußt. Streßparameter auf der Ebene des HHNNR-Systems wurden bislang nicht geprüft.

Eigene Untersuchungen zeigen, daß Midazolam bei angstvollen Patienten sehr gut anxiolytisch wirksam ist, daß jedoch eine Dosis von 0,05 mg/kg KG völlig ausreicht. Die Dosierung von 0,1 mg/kg KG führt bei einigen Patienten zu einer derart ausgeprägten Muskelrelaxation, daß es zu einer Verlegung der oberen Atemwege kommen kann.

Eine endgültige Beurteilung der Eignung von Midazolam zur präoperativen Streßreduktion kann noch nicht abgegeben werden. Hierzu sind weitere Messungen von Streßparametern auf der Ebene des sympathischen Nervensystems und des HHNNR-Systems notwendig. Außerdem ist bislang das Problem der Sicherheitsgrenze (Dosierung!) nicht gelöst.

Lormetazepam

Lormetazepam ist ebenfalls ein neues Benzodiazepin, das nach Untersuchungen von Fitzal et al. [72] für die Prämedikation sehr gut geeignet ist.

Psychometrische Untersuchungen zeigten, daß Lormetazepam ebenso wie Flunitrazepam einen guten Nachtschlaf präoperativ gewährleistet und auch die morgendliche orale Applikation einen guten Prämedikationseffekt hat.

Detailliertere Untersuchungen auf der psychologischen und physiologischen Streßebene wurden mit intravenöser Applikation von 1–1,5 mg Lormetazepam im Vergleich zu 7–10,5 mg Diazepam in Öl durchgeführt [204].

Lormetazepam weist deutliche anxiolytische Wirkungen auf, vergleichbar denen von Diazepam. Im Vergleich zu Diazepam hat es eine ausgeprägtere antidepressive Wirkung, das Schwächegefühl nimmt jedoch bei beiden Substanzen gleichermaßen zu, wahrscheinlich verursacht durch die begleitende Muskelrelaxation. Die anxiolytische Wirkung wird postoperativ signifikant besser eingeschätzt als die von Diazepam [204]. Beide Substanzen führen zu einer mäßigen Reduktion des Blutdrucks und der Herzfrequenz. Ergebnisse zum Verhalten des Plasmakatecholamins liegen bislang nicht vor.

Nach intravenöser Applikation ist das Verhalten des Plasmakortisolspiegels nach Lormetazepam deutlich günstiger als nach Diazepam [204].

Obgleich bislang wenige Erfahrungen und noch nicht genügend gezielte Untersuchungen zur Streßreduktion nach Lormetazepam vorliegen, müssen die bislang vorhandenen Ergebnisse als äußerst ermutigend angesehen werden. Dies gilt auch für oral appliziertes Lormetazepam, das nach Untersuchungen von Ulsamer et al. [219] deutliche Vorteile gegenüber Placebo aufweist.

Analgetika

Wie bereits festgestellt, sind Analgetika in der Prämedikation nur dann indiziert, wenn ein Schmerzzustand besteht. In der Regel werden Morphin (v. a. im angloamerikanischen Bereich), Morphinagonisten und Agonistantagonisten angewendet. Es sei an dieser Stelle darauf hingewiesen, daß eine Vielzahl von Schmerzzuständen präoperativ besser mit sog. einfachen Analgetika vom Typ der Acetylsalicylsäure bzw. Spasmolytika und deren Kombinationen beherrscht werden kann. Auch die sinnvolle Anwendbarkeit von Lokalanästhetika (z. B. Mepivacain, Bupivacain) wurde bereits besprochen.

Opioide

Opioide besetzen Opiatrezeptoren (μ, $\varkappa$, σ, δ, ε). Die Besetzung der μ-Rezeptoren ruft die charakteristischen Morphinwirkungen hervor: Analgesie, Atemdepression, Bradykardie, Euphorie, Miosis und Sucht. Die Besetzung der $\varkappa$-Rezeptoren bewirkt Analgesie und Sedierung ohne Atemdrepression. Die Besetzung der δ-Rezeptoren bewirkt Nausea, Mydriasis, Halluzination, Tachypnoe und Tachykardie. Enkephalinen wird eine besondere Affinität zu δ-Rezeptoren zugesprochen, β-Endorphin besetzt die ε-Rezeptoren. Üblicherweise erfolgt die Einteilung der Opioide in Agonisten und Antagonisten nach ihrer Affinität zu den μ-Rezeptoren. Die analgetische Wirkung ist jedoch nicht nur durch Besetzung der μ-Rezeptoren, sondern – im Gegenteil – bei Antagonisierung der μ-Rezeptoren und gleichzeitiger Aktivierung der $\varkappa$-Rezeptoren möglich.

Die Wirkungen der Opiate vom Morphintyp sind im wesentlichen Analgesie, Euphorie und Sedation auf der positiven Miosis und Emesis auf der negativen Seite.

Zwei Opioide sollen im folgenden besprochen werden: Der synthetische Agonist Pethidin, da dieser sehr häufig zur Prämedikation verwendet wird, und ein Vertreter der Agonistantagonistengruppe, Buprenorphin.

Fentanyl, dem Pethidin nahestehend, wird in seiner Kombination mit Dehydrobenzperidol (Thalamonal) besprochen.

Pethidin

Nach 50–100 mg Pethidin i.m. kam es in eigenen Untersuchungen zu einem geringgradigen Angstanstieg und zu einer deutlichen Abnahme der depressiven Verstimmung bei gleichzeitiger Zunahme der Müdigkeit. Demnach hat Pethidin keine anxiolytische Wirkung, führt aber, wie dies für Opiate typisch ist, zu einer gewissen Euphorisierung.

EEG-Veränderungen wurden nach intravenöser (!) Prämedikation mit 100 mg Pethidin registriert [165]. Die Autoren fanden in großer Häufigkeit niedrige EEG-Kurven und führten dies auf Angst und Spannung zurück. Das Ausgangs-EEG wies große Abweichungen, v. a. bei geriatrischen Patienten und im Vergleich zu jüngeren Patienten auf. Nach der Applikation von Pethidin kam es bei Patienten mittleren Lebensalters zu einer Amplitudenverminderung der dominanten α-Frequenz um 50–100% sowie zum Auftreten einer niedergespannten Frequenz im δ-Bereich. Die Autoren fanden eine Korrelation der α-Frequenzunterdrückung mit den zu beobachtenden sedierenden Prämedikationswirkungen. Das Ausmaß der Wellenvermehrung im δ-Bereich stand in Zusammenhang mit subjektiv angegebener Müdigkeit oder objektiv feststellbarer Schlaftiefe. Bei geriatrischen Patienten kam es zu klinisch stärkeren und länger anhaltenden Sedierungs- und Schlafwirkungen mit entsprechenden Korrelaten im EEG. Die Autoren fanden eine Abhängigkeit im EEG-Verhalten vom Ausgangs-EEG. Bei hoher α-Wellentätigkeit im Ausgangs-EEG waren die zerebralen Funktionsverläufe geriatrischer Patienten nach Pethidingabe denen der jüngeren Patienten angeglichen. Bei der Mehrzahl der geriatrischen Patienten mit einer Frequenzverteilung großer Bandbreite im EEG fanden die Autoren „charakteristische Pethidineffekte" abweichend zur ersten

Gruppe, nämlich eine Verminderung der Bandbreite bis ca. 50% und ein Neuauftreten oder eine Amplitudenerhöhung im δ- und theta-Bereich. Veränderungen der Frequenzbandbreite bei nur geringer Amplitudenabnahme im EEG waren mit sedierenden Prämedikationseffekten gekoppelt. Die Zunahme der δ- und theta-Wellen korrelierte mit der feststellbaren Schlaftiefe. Die Autoren berichten jedoch auch über leichte psychomotorische Nebenwirkungen bei nachlassender Medikamentenwirkung oder bei − wie sie es nennen − Prämedikationsversagern. Diese waren durch Aktivitätszunahme in niedrigen Frequenzbereichen bei sonstiger Annäherung der Frequenzverteilung an das Ausgangs-EEG gekennzeichnet. „Prämedikationsversager" waren immerhin 25% der untersuchten Patienten, die Nebenwirkungen in Form von Verwirrung, Logorrhö und Verlust der Kooperationsbereitschaft aufwiesen. Auch hier ist neben der Tatsache, daß nicht ausreichende psychometrische Prüfverfahren verwendet wurden, die intravenöse Injektion von 100 mg Pethidin nicht unbedingt als Prämedikation zu bezeichnen.

In eigenen Untersuchungen fanden sich Anstiege des systolischen Blutdrucks und ausgeprägt der Herzfrequenz bei geringfügiger Abnahme des diastolischen Blutdrucks. Es bestanden signifikante Unterschiede zum Verhalten nach Diazepamprämedikation. Das Plasmakatecholaminverhalten wurde für Pethidin nicht geprüft.

Ebenso wie nach Diazepamprämedikation fiel der Kortisolspiegel im Plasma mäßig ab, unterschied sich jedoch gegenüber Placebo (Anstieg!) signifikant.

Die postoperative Qualitätsbeurteilung durch den Patienten war deutlich schlechter als für Placebo und die Benzodiazepine: Weniger als die Hälfte der Patienten empfand die Prämedikation als gut, 30% als mittelmäßig, und immerhin hielten 2 von 20 Patienten die Qualität für schlecht. Dies war im wesentlichen auf das Auftreten von Übelkeit zurückzuführen.

Insgesamt führt die intramuskuläre Prämedikation mit Pethidin zu einer Euphorisierung, dämpft jedoch andere wesentliche Streßkomponenten, insbesondere Angst nicht. Von einer intravenösen Prämedikation mit 100 mg muß aufgrund häufiger Nebenwirkungen abgeraten werden. 50−100 mg Pethidin i.m. dämpfen die Streßreaktion auf der Ebene des HHNNR-Systems, nicht jedoch auf der Ebene des sympathischen Nervensystems. Pethidin ist demnach zur Streßreduktion nur mit Einschränkungen geeignet.

Die Kombination mit Promethazin wird weiter unten besprochen.

Buprenorphin

Nach Buprenorphin kommt es zu einer mäßiggradigen Anxiolyse und einer ausgeprägteren Euphorisierung bei unveränderter Asthenie [211]. Im Vergleich zu Pethidin ist also ein gewisser anxiolytischer Effekt feststellbar, der jedoch die Werte nach Benzodiazepinapplikation nicht erreicht. Die antidepressive Wirkung ist mit der des Pethidins vergleichbar.

Untersuchungen zum EEG-Verhalten in der präoperativen Phase existieren nicht. Bei unserer Untersuchung wurde Buprenorphin in einer Dosierung von 0,15−0,3 mg angewendet [211]. Diese führt zu einem geringen Abfall des systolischen und diastolischen Blutdrucks, wobei signifikante Unterschiede zu Placebo feststellbar waren. Das Blutdruckverhalten entsprach in etwa dem nach

Flunitrazepamprämedikation. Die Herzfrequenz stieg ausgeprägter an als nach diesem Benzodiazepin, jedoch noch immer geringer als nach Placebo.

Im Plasmakortisolverhalten konnte kein wesentlicher Unterschied zu Placebo gefunden werden. Hier war Flunitrazepam als signifikant günstiger zu beurteilen. Bei mehr als einem Viertel der Patienten kam es zu Übelkeit, bei einem von 20 gar zu Erbrechen. Dies beeinflußte die schlechte postoperative Prämedikationsbeurteilung durch den Patienten.

Zusammenfassend muß die streßreduzierende Eigenschaft ähnlich wie die von Pethidin, jedoch in bezug auf die anxiolytische Wirkungen als etwas günstiger eingeschätzt werden. Die physiologische Streßreduktion ist etwas günstiger als nach Placebo, jedoch schlechter als nach dem Benzodiazepin Flunitrazepam. Von beiden Opioiden ist Buprenorphin etwas günstiger einzuschätzen. Es ist jedoch notwendig, die unerwünschten Nebenwirkungen, insbesondere Nausea und Erbrechen, zu eliminieren.

Medikamentenkombinationen

Die Vielzahl der ursprünglich von einer Prämedikation geforderten Wirkungen (ausreichende Sedierung, antiemetischer Effekt, Ausschaltung von Reflexen, besonders im Vagusbereich, Antihistaminwirkung, analgetische Wirkung [48]) führte dazu, Kombinationen von Pharmaka in die Prämedikation einzuführen. Obgleich viele dieser Forderungen bei Anwendung moderner Anästhesieverfahren nicht oder nicht in jedem Fall erwünscht sind, werden Kombinationen aus Analgetika, Sedativa und Anticholinergika noch immer häufig angewendet. Erst in letzter Zeit wurde die Kombination Fentanyl, Dehydrobenzperidol und Atropin zunehmend heftiger kritisiert, insbesondere aufgrund des Auftretens von Panik und Fluchtphänomenen. Daß dies lange Zeit verborgen blieb, muß in der ungenügenden Methodik zur Überprüfung der psychischen Nebenwirkungen von Prämedikationen gesehen werden. Erfahrungsgemäß günstiger ist hingegen die Anwendung der Kombination Pethidin und Promethazin bzw. Pethidin und Triflupromazin. Es sollen im folgenden die wichtigsten Untersuchungen über die Beeinflussung des präoperativen Stresses mit diesen Kombinationen besprochen werden.

Kombination Pethidin und Promethazin

In einer neueren Arbeit von Fitzal et al. [72] wurde die emotionale Streßreaktion bei intramuskulärer Prämedikation mit 50−100 mg Pethidin und 25 mg Promethazin 60 min vor Operationsbeginn untersucht. Sie fanden nach dieser Prämedikation keine wesentlichen Verbesserungen der subjektiven Befindlichkeit der Patienten bei gleichzeitiger Zunahme von Müdigkeit und Benommenheit. Die Patienten hatten am Abend vor der Operation Nitrazepam als Schlafmittel erhalten. Im Vergleich zu Patienten, die Flunitrazepam und Lormetazepam als Schlafmittel erhielten und am Operationstag per os mit diesen Substanzen prämediziert wurden, war die Nitrazepam, Pethidin-Promethazin-Patientengruppe dadurch gekennzeichnet, daß sie die relativ schlechteste psychische Verfassung während des gesamten Untersuchungszeitraums aufwies.

Ganz im Gegensatz zu diesen vorwiegend psychometrischen Ergebnissen fanden Lips et. al [167] eine augezeichnete, langanhaltende Prämedikationswirkung ohne Nebenwirkungen sowohl bei jungen als auch bei hochbetagten Patienten mit 50 mg Pethidin und 25 mg Promethazin i.v. Dies ließ sich auch aus den EEG-Befunden ablesen. Die Autoren heben hervor, daß die beiden als Analgetika und Antihistaminika benutzten Substanzen so stark sedieren, daß der sedierende Effekt dem von Tranquilizern und geringen Dosen von Hypnotika gleichkommt. Ihre Wirkung beschränkte sich also nicht nur auf Hauptangriffsorte im thalamischen oder mesenzephalen Nervensystem, sondern breitete sich offenbar auch auf den Neokortex und die Formatio reticularis aus. Sie fanden typische EEG-Veränderungen: Bei den α-Wellen trat eine Verminderung gegenüber dem Ausgangsverhalten ein. Bei Normabweichungen mit unregelmäßigem Ausgangs-EEG fand er eine Frequenzabnahme in höheren Frequenzbereichen sowie in jedem Fall eine Aktivitätszunahme niedriger Wellen. Sie heben die große Stabilität der EEG-Reaktion und der klinischen Wirkung bei kombinierter Gabe von Pethidin und Promethazin hervor. Gleichzeitig berichten sie über die sehr starke, mit Wohlbefinden gekoppelte Sedierung, die mehr oder weniger in tiefen Schlaf überging. Zu kritisieren sind auch in dieser Arbeit die psychometrischen Methoden. Es muß außerdem der wesentliche Unterschied einer intravenösen Prämedikation zur klinisch noch (!) üblichen intramuskulären Prämedikation hervorgehoben werden: Die intravenös prämedizierten Patienten gaben nach der Prämedikation einen Zustand des Wohlbefindens, aber auch Übelkeit an, der nach ungefähr 5 min in starke Sedierung und Schlaf überging. Auch hier handelt es sich wohl eher um eine Form der Anästhesieeinleitung als um eine Form der präoperativen Streßreduktion im Sinne einer Prämedikation.

In derselben Arbeit wurde ein leichter, doch signifikanter Blutdruck- und Herzfrequenzanstieg beschrieben, ohne diesen zu interpretieren.

Die Wirkung auf Parameter der Aktivität des HHNNR-Systems wurde nicht untersucht.

Insgesamt muß festgehalten werden, daß sowohl nach klinischer Erfahrung als auch nach Fremdbeurteilungen die Kombination Pethidin und Promethazin gut sediert, daß sie jedoch bei Befragung der Patienten selbst deutlich schlechter beurteilt wird als Prämedikationen mit Benzodiazepinen. Die Übereinstimmung der EEG-Wirkungen mit den Ergebnissen der Fremdbeurteilungsmethoden kann aufgrund der diskrepanten Befunde bei Anwendung von Selbstbeurteilungsmethoden nicht vorbehaltlos als Streßindikator gewertet werden. Außerdem entspricht die intravenöse Applikation dieser Kombination nicht den üblicherweise vorherrschenden klinischen Gegebenheiten. Die Diskrepanz zwischen Selbstbeurteilung und Fremdbeurteilung und die offenbar größere Übereinstimmung von EEG-Merkmalen mit Fremdbeurteilungen wird am Beispiel Thalamonal noch deutlicher.

Insgesamt scheint der Patient vom Aspekt her gut prämediziert, es fehlen jedoch bislang Hinweise dafür, daß diese Kombination, präoperativ i.m. verabreicht, tatsächlich zu einer Streßreduktion beiträgt.

Thalamonal

Thalamonal ist ein Mischpräparat aus Dehydrobenzperidol und Fentanyl (1 ml = 2,5 mg Dehydrobenzperidol und 0,05 mg Fentanyl).

Mit der Einführung der Neuroleptanalgesie wurde zunehmend auch Thalamonal zur i.m. Prämedikation verwendet. Vereinzelte Fallberichte über Flucht- und Panikreaktionen nach Prämedikation mit Thalamonal blieben relativ wenig beachtet. Psychometrische Untersuchungen bei Verwendung von 1−2 ml Thalamonal zur intramuskulären Prämedikation legten den Verdacht nahe, daß durch motorische Hemmung die Patienten relativ ruhig erscheinen, jedoch gleichzeitig eine Zunahme von Angst aufwiesen [206]. Dieser Befund wurde sehr eindrucksvoll und methodisch aufwendig von Ulsamer et al. [218] bestätigt: Während der Anästhesist die Prämedikationswirkung als gut einschätzt, beurteilt sie der Patient als schlecht. Er empfindet eine Zunahme von Angst bei gleichzeitiger motorischer Hemmung und Unfähigkeit, seine Angst zu äußern. Die Vermutung, daß die Angstinduktion dosisabhängig sei, wurde bei einer erneuten Vergleichsstudie mit Flunitrazepam unter Verwendung von 3−5 ml Thalamonal i.m. widerlegt. Auch hier kam es zu einem deutlichen Angstanstieg bei gleichzeitiger extremer Zunahme des Schwächegefühls. Bei 2 Fällen von 20 kam es nach hochdosierter Thalamonalgabe zu Angstpsychosen und Operationsverweigerung [213].

Pichlmayr u. Lips [168] fanden bei intravenöser Applikation von 2 ml Thalamonal eine Aktivierung, eine Frequenzverschiebung der α-Wellen im EEG zu niedrigeren Frequenzbereichen und eine geringe Leistungszunahme im β-Wellenbereich. Bei Normalabweichungen im Ausgangs-EEG wurde der höhere β-Wellenbereich durch Thalamonal eingeschränkt. Von 16 Patienten erreichten 9 den schlechtestmöglichen „Sedierungseffekt" und nur 3 Patienten den besten. In der Zusammenfassung stellen die Autoren fest, daß sich „Thalamonal auch nach diesen Befunden unter den Prämedikationsmitteln bewähre". Die Autoren geben als Schlußfolgerung an, sie hätten charakteristische EEG-Merkmale beobachtet, die klinische Wirkung könne als sehr gut bis gut bezeichnet werden, und sie sei auch noch individuell aus den EEG-Befunden ersichtlich. Bei genauerer Betrachtung der Ergebnisse muß jedoch festgestellt werden, daß selbst die fremdbeurteilte Prämedikationswirkung vergleichsweise nicht gut war. Dies war Anlaß zu einem Kommentar in Form eines Leserbriefes [202].

Es erscheint außerordentlich gefährlich, scheinbar objektiven Meßwerten mehr zuzutrauen, als diese zu leisten imstande sind. Ein Beispiel, wie auch psychometrische Ergebnisse, methodisch akribisch ermittelt, irreführend sein können, stellt die Arbeit von Höfling et al. dar [101]. Es wurde nicht einmal festgestellt, daß sowohl niedrig- als auch hochdosiertes Thalamonal nicht zur Prämedikation geeignet ist [203].

Relativ gehäuftes Auftreten von Angst- und Panikzuständen und bei der Mehrzahl der Patienten eher eine Angstzunahme als eine Anxiolyse müssen darauf hinweisen, daß hier eine Diskrepanz zwischen scheinbar objektiven Streßparametern und dem tatsächlichen Effekt der Prämedikation besteht. Letztlich ist der subjektiven Äußerung des Patienten immer mehr zu glauben als diesen physiologischen und auch biochemischen Streßparametern.

Obgleich Blutdruckabfälle aufgrund der vasodilatierenden Wirkung von Droperidol zu erwarten wären, fanden wir auch nach hochdosiertem Thalamonal einen Anstieg des systolischen Blutdrucks bei unverändertem diastolischem Blutdruck und einen Anstieg der Herzfrequenz [213].

Es findet also keine Dämpfung einfacher Parameter der Aktivität des sympathischen Nervensystems statt. Bei der Vergleichsgruppe von mit Rohypnol (1–2 mg i.m.) prämedizierten Patienten fand sich ein geringer Abfall der Blutdruckwerte und ein gleichzeitiger Abfall der Herzfrequenz.

Andererseits führten sowohl hochdosiertes Thalamonal als auch Flunitrazepam zu einem geringgradigen Abfall des Plasmakortisols. Ergebnisse mit niedrig dosiertem Thalamonal sind nicht bekannt.

Gerade die Geschichte des Thalamonals in der Prämedikation ist ein Beispiel dafür, wie wichtig es ist, den Patienten zu befragen, bevor man über eine Medikamentenwirkung urteilt, und scheinbar exakten physiologischen Meßwerten kritisch gegenüber zu stehen, insbesondere dann, wenn diese im Gegensatz zu den Äußerungen des Patienten stehen.

Zusammenfassend muß festgehalten werden, daß sowohl niedrig- als auch hochdosiertes Thalamonal eher streßinduzierend als streßreduzierend wirkt.

11.3 Zusammenfassende Beurteilung der präoperativen Streßreduktion

Die günstigste Wirkung auf den häufig gestörten präoperativen Nachtschlaf haben Benzodiazepine. Ist der Patient an ein spezielles Schlafmittel gewöhnt, sollte dieses evtl. in etwas erhöhter Dosis appliziert werden.

Die morgendliche Prämedikation erfolgt an vielen Kliniken noch immer i.m. Hier erscheint ein Übergang auf die perorale oder sublinguale Prämedikation dringend notwendig. Das Argument der Nichtnüchternheit ist heute nicht mehr haltbar. Ganz gewiß sollten Patienten prämediziert werden, die emotional und/oder physiologisch gestreßt sind. Dies stellt der Anästhesist bei der präoperativen Visite fest. Es ist notwendig, den Patienten nach seinem emotionalen Streß zu befragen sowie durch Beobachtung und Messung (Blutdruck und Herzfrequenz) die physiologische Streßbelastung abzuschätzen. Eine Streßreduktion ist bei ausgeglichenen Patienten und bei solchen, die eine medikamentöse Vorbereitung ablehnen, nicht erforderlich. Sowohl emotional als auch physiologisch gestreßte Patienten profitieren durch eine Prämedikation mit Benzodiazepinen. Diese unterscheiden sich in ihren pharmakokinetischen Daten und in ihrer klinischen Wirkung z. T. geringfügig, z. T. aber auch signifikant voneinander.

Abhängig vom Einsatzbereich müssen die Wirkung und natürlich die Nebenwirkungen sowie die Wirkungsdauer in Betracht gezogen werden. Gerade bei ambulanten Eingriffen sollte überdacht werden, ob eine Prämedikation überhaupt notwendig ist. Ist eine starke Analgesie erforderlich, sollten Leitungsanästhesien und, abhängig von der Schmerzursache, auch einfache Analgetika und Spasmolytika angewendet und bei bestehender Indikation für Opioide daran gedacht werden, daß statt Pethidin auch andere Substanzen, z. B. Morphin o. Buprenorphin durchaus angewendet werden können. Allerdings müssen diese dann mit antiemetischen Substanzen kombiniert werden, wobei das Scopolamin, transdermal appliziert, derzeit einen besonderen Stellenwert einnimmt.

Es erscheint insgesamt notwendig, den präoperativen Patienten mehr als bisher entsprechend seinen individuellen Bedürfnissen zu prämedizieren. Dies beinhaltet sehr genaue Kenntnisse über die Wirkungen der verordneten Substanzen auf den verschiedenen Ebenen der Streßreaktion.

Es wäre allerdings verfehlt, der medikamentösen Streßreduktion Priorität einzuräumen. Die meines Erachtens wichtigste Maßnahme ist die Kontaktaufnahme und das Gespräch des Arztes mit dem Patienten. Bereits zu einem frühen Zeitpunkt vor der Operation können individuell besonders belastende Stressoren minimiert werden, wenn die behandelnden Ärzte sie nur kennen. Konkrete Befürchtungen können abgebaut werden, wenn sie bekannt sind. Wichtig ist die Auseinandersetzung des Arztes mit den individuellen, v. a. auch emotionalen Bedürfnissen des Patienten, das Eingehen auf die Ich-Störung. Die Aufklärung des Patienten über das Anästhesierisiko sollte einfühlsam erfolgen. Das Risiko sollte so dargestellt werden, wie es ist, nämlich gering. Zugleich ergibt sich die Gelegenheit, durch Fachkompetenz überzeugend zu wirken und Vertrauen zu gewinnen.

Der im persönlichen Gespräch gut vorbereitete, ausgeglichene Patient bedarf in der Regel keiner Prämedikation in Form von Tranquilizern oder anderen Medikamenten. Anders hingegen verhält es sich bei Patienten, die sich emotional entweder sehr schlecht oder ausgesprochen gut fühlen. Hier sollte nicht auf eine Prämedikation mit Benzodiazepinen, vorzugsweise oral oder sublingual, zu einem ausreichend frühen Zeitpunkt verzichtet werden.

Der Anästhesist sollte bestrebt sein, dem von ihm vorbereiteten Patienten die Anästhesie selbst zu verabreichen. Der enttäuschte Patient ist nicht nur ein gestreßter Patient, er hat auch Vertrauen verloren.

12 Literatur

[1.] Abelson RP (1963) Computer simulation of "hot" cogniton. In: Tomkins SS, Messick S (eds) Computer simulation of personality. Wiley, New York, pp 277–302

[2.] Altrocchi J (1961) Interpersonal perceptions of repressers and sensitizer and component analysis of assumed dissimilarity scores. J Abnorm Soc Psychol 62: 528–534

[3.] Andrew JM (1970) Recovery from surgery with and without preparatory instruction for three coping styles. J Pers Soc Psychol 15: 223–226

[4.] Archuleta V, Plummer OB, Hopkins KD (1977) A demonstration model for patient education: A model for the project "Training nurses to improve patient education". Project report to Western Interstate Commission for Higher Education. Boulder, Colorado

[5.] Auerbach SM (1973) Trait-state anxiety and adjustment to surgery. J Consult Clin Psychol 40: 264–271

[6.] Ax AF (1953) The physiological differentiation between fear and anger in humans. Psychosom Med 15: 433–442

[7.] Beckmann D (1972) Psychologische Determinanten in der Arzt-Patienten-Beziehung. Münch Med Wochenschr 4: 133

[8.] Bergold JB (1974) Verhaltensindikatoren der Angst. In: Kraiker C (Hrsg) Handbuch der Verhaltenstherapie. Kindler, München, S 175–194

[9.] Berlin J, Pfeiffer J, Krasberg B et al. (1978) Psychosomatik in der Anaesthesiologie. Vortrag Jahrestagung der DGAI, Würzburg, Oktober 1978

[10.] Berlin J, Tolksdorf W, Schmollinger U, Berlin B, Pfeiffer J, Rey ER (1982) Die Wirkung des präoperativen psychischen Befindens auf den intra- und postoperativen Verlauf. Anästh Intensivmed 23: 9–14

[11.] Birbaumer N (Hrsg) (1977) Psychophysiologie der Angst. Urban & Schwarzenberg, München, S 197–238

[12.] Blaha L, Galle G (1980) Schlafstörungen in besonderen medizinischen Situationen. In: Wieck HH (Hrsg) Schlafstörungen – Diagnostik und Therapie in der Praxis. Perimed, Erlangen

[13.] Bliss EL, Migeon CJ, Branch CHH, Samuels LT (1956) Reaction of the adrenal cortex to emotional stress. Psychosom Med 18: 56

[14.] Bodley PO, Jones HVR, Mather MD (1974) Preoperative anxiety: A qualitative analysis. J Neurol Neurosurg Psychiatry 37: 230–239

[15.] Bourne PG, Rose RM, Mason JW (1967) Urinary 17-OHCS-levels: Data on seven helicopter ambulance medics in combat. Arch Gen Psychiatry 17: 104

[16.] Boyd I, Yeager M, McMillan M (1973) Personality styles in the postoperative course. Psychosom Med 35: 23–40

[17.] Brandis HJ von (1975) Psychologische Gesichtspunkte zur Aufklärungspflicht. Inform Berufsverb Dtsch Chir 46: 84

[18.] Brodt D, Anderson EH (1967) Validation of a patient welfare evaluation instrument. Nurs Res 16: 167–169

[19.] Bronson FH, Eleftherion BE (1965) Adrenal response to fighting in mice: Separation of physical and psychological causes. Science 147: 627–628

[20.] Bruner JS, Postman L (1947) Tension and tension release as organizing in perception. J Pers 15: 300–308

108

[21.] Bruner JS, Postman L (1947) Emotional selectivity in perception and reaction. J Pers 16:69−77

[22.] Bursten B, Russ JJ (1965) Preoperative psychological state and corticosteroid levels of surgical patients. Psychosom Med 27:309−316

[23.] Byrne D (1961) The repression-sensitization scale: Rationale, reliability and validity. J Pers 29:334−349

[24.] Byrne D (1964) Repression-sensitization as a dimension of personality. In: Mahte BA (ed) Progress in experimental personality research, vol 1. Academic Press, New York, pp 169−220

[25.] Campbell DT (1963) Social attitudes and other acquired behavioral dispositions. In: Koch S (ed) Psychology: A study of a science, vol 6. McGraw-Hill, New York, pp 94−172

[26.] Cannon WB (1929) Bodily changes in pain, hunger, fear and rage: An account of recent researches into the function of emotional excitement, 2nd edn. Appleton, New York

[27.] Carnevali DL (1966) Preoperative anxiety. Am J Nurs 7:1536−1538

[28.] Cattell RB, Scheier IH (1958) The nature of anxiety: A review of thirteen multivariate analyses comprising 814 variables. Psychol Rep 4:351−388

[29.] Catton CV, Browne RA (1970) Premedication with fentanyl and droperidol or meperidine. Anesth Analg (Cleve) 49:389

[30.] Chapman CR, Cox GB (1977) Anxiety, pain and depression surrounding elective surgery: A multivariate comparison of abdominal surgery patients with kidney donors and recipients. J Psychosom Res 21:7−15

[31.] Chavez JF, Barber TX (1976) Hypnotic procedures and surgery, a clinical analysis with applications to acupuncture analgesia. Am J Clin Hypn 18:217−236

[32.] Cohen F, Larzarus RS (1973) Active coping processes, coping dispositions and recovery from surgery, Psychosom Med 5:375−389

[33.] Corman HH, Hornick EJ, Kritchman M, Terestman N (1958) Emotional reactions of surgical patients to hospitalization, anaesthesia and surgery. Am J Surg 96:646−653

[34.] Cronbach LJ (1950) Further evidence on response sets and test design. Educ Psychol Measurement 10:3−31

[35.] Cronin M, Redfern PA, Utting JE (1973) Psychometry and postoperative complaints in surgical patients. Br J Anaesth 45:879−886

[36.] Czeisler CA, Moore de MC, Regestein QR, Kisch ES, Fang VS, Ehrlich EN (1976) Episodic 24-hour cortisol secretory patterns in patients avaiting elective cardiac surgery. ICE & M 42/2:273−283

[37.] Dalrymple DG, Parbrook GD, Steel DF (1972) The effects of personality on postoperative pain and vital capacity impairment. Br J Anaesth 41:902

[38.] Davidson PO, Bobey MJ (1970) Repressor-sensitizer differences on repeated exposure to pain. Percept Mot Skills 31:711−714

[39.] Davies-Osterkamp S (1977) Angst und Angstbewältigung bei chirurgischen Patienten. Med Psychol 3:169−184

[40.] Davis DE, Christian JJ (1957) Relation of adrenal weight to social rank of mice. Symp Soc Exp Biol 94:728−731

[41.] „gestrichen"

[42.] De Silva MD, Lown M (1978) Ventricular premature beats, stress and sudden death. Psychosom Med 11:19

[43.] Deutsch H (1942) Some psychoanalytic observations in surgery. Psychosom Med 4:105−115

[44.] Dixon NF (1971) Subliminal perception: The nature of a controversy. McGraw-Hill, London

[45.] Dobreff M, Tomov W (1932) Durch Angst hervorgerufene somatische Veränderungen. Z Ges Exp Med 84:695−701

[46.] Donovan BT (1970) Mammalian neuroendocrinology. McGraw-Hill, London

[47.] Dony M, Frank J (1979) Der Einfluß einiger psychologischer Faktoren auf den Narkoseverlauf. In: Eckensberger LH (Hrsg) Bericht über den 31. Kongreß der DGfPs, Bd 2. Hogrefe, Göttingen, S 448−449

[48.] Dudziak R (1980) Lehrbuch der Anästhesiologie. Schattauer, Stuttgart New York

[49.] Duffy E (1972) Activation. In: Greenfield NS, Sternbach RA (eds) Handbook of psychophysiology. Holt, New York

[50.] Duffy L (1962) Activation and behaviour. Wiley, New York

[51.] Dumas RG (1963) Psychological preparation of surgery. Am J Nurs 63/8: 52–55

[52.] Dundee JW (1977) Problems associated with strong analgesics. In: Harcus AW, Smith R, Whittle B (eds) Pain new perspectives in measurement and management. Livingstone, Edinburgh London New York, p 57

[53.] Egbert LD, Ballit GE, Turndorf H, Beecher HK (1963) The value of the preoperative visit by an anesthesist. JAMA 185: 553–555

[54.] Eiff AW von (Hrsg) (1967) Essentielle Hypertonie. Thieme, Stuttgart

[55.] Eiff AW von (1976) Zur Physiologie des emotionellen Streß. In: Eiff AW von (Hrsg) Seelische und körperliche Störungen durch Streß. Fischer, Stuttgart New York

[56.] Eiff AW von (1980) Streß. Phänomenologie, Diagnose und Therapie in den verschiedenen Lebensabschnitten. Thieme, Stuttgart

[57.] Eisendraht RM (1969) The role of grief and fear in the death of kidney transplant patients. Am J Psychiatry 126: 381–387

[58.] Eisler J, Wolfer JA, Diers D (1972) Relationship between need for social approval and postoperative recovery and welfare. Nurs Res 21: 520–525

[59.] Emmerich M, Emmerich E, Lanz E, Theiss D (1981) Praeoperative Angst und Anaesthesie. Poster, YVII. Zentraleurop. Anaesthesie-Kongreß Berlin 15.–19. September 1981

[60.] Engel GL (1968) A life setting conductive to illness: The giving-up-given-up complex. Ann Intern Med 69: 293–300

[61.] Epstein S (1967) Toward a unified theory of anxiety. In: Maher BA (ed) Progress in experimental personality. Research, vol 4. Academic Press, New York, pp 2–90

[62.] Eriksen CW (1951) Some implications for TAT interpretation arising from need and perception experiments. J Pers 19: 282–288

[63.] Eriksen CW (1952) Individual differences in defense forgetting. J Exp Psychol 44: 442–446

[64.] Eriksen CW, Davids A (1955) The meaning and clinical validity of the Taylor anxiety scale and the hysteria-psychashenia scales from the MMPI. J. Abnorm Soc Psychol 50: 135–137

[65.] Eriksen CW, Davids A (1955) The meaning and clinical validity of the Taylor anxiety scale and the hysteria-psychasthenia scales from the MMPI. J Abnorm Soc Psychol 50: 135–137

[66.] Eysenck HJ, Eysenck SBG (1976) Psychoticism as a dimension of personality. Hodder & Stoughton, London Sydney Auckland Toronto

[67.] Fahrenberg J, Selg H, Hampel R (1973) Das Freiburger Persönlichkeitsinventar FPI – Handanweisung, 2. Aufl. Hogrefe, Göttingen

[68.] Felton G, Huss K, Payne E (1976) Preoperative nursing intervention with the patient for surgery: Outcomes of three alternative approaches. Int J Nurs Stud 13: 83–96

[69.] Fiorica V, Muehl S (1962) The relationship between plasma levels of 17-OHCS and a psychological measure of manifest anxiety. Psychosom Med 24: 596

[70.] Fisher S (1978) Body experience before and after surgery. Percept Mot Skills 46: 699–702

[71.] Fitzal S, Knapp-Groll E, Ilias W, Scherzer W, Tonczar L (1979) Vergleich zweier Prämedikationsmethoden: psychische, sedative und somatische Reaktionen. Anästhesist 28: 572–577

[72.] Fitzal S, Groll-Knapp E, Länger W, Riegler R (1983) Prämedikation mit Flunitrazepam, Lormetazepam oder Pethidin-Promethazin. Anästhesist 32: 295–303

[73.] Fleming JL (1980) Nonpharmacological methods for dealing with preoperative anxiety: The uses of supportive conversation. In: Guerra F, Aldrete JA (eds) Emotional and psychological responses to anesthesia and surgery. Grune & Stratton, New York

[74.] Fösel T, Becker M, Dick W, Engels K, Mehrkens HH, Taud H (1983) Klinische Untersuchungen zum Einfluß verschiedener Pharmaka auf das kardiozirkulatorische Verhalten während der Einleitungsphase einer Intubationsnarkose. Anästhesist 32: 567–575

[75.] Foldes FF (1971) Die allgemeine Therapie bei chirurgischen Patienten. Anästhesist 20: 121–126

[76.] Fortin F, Kirovac S (1976) A randomized controlled trial of preoperative patient education. Int J Nurs Stud 13: 11–24

[77.] Frankenhaeuser M (1975) Experimental approaches to the study of catecholamines and emotion. In: Levi L (ed) Emotions: Their parameters and measurement. Raven, New York

[78.] Freud A (1946) The ego and the mechanisms of defense. Internat. University Press, New York

[79.] Freud A, Grubrich-Simitis J (Hrsg) (1978) Sigmund Freud. Werkausgabe in zwei Bänden. Elemente der Psychoanalyse, Bd 1. Bertelsmann, Gütersloh

[80.] Freud S (1940/42) Hemmung, Symptom und Angst. Gesammelte Werke, Bd 14. Imago, London, S 111–205

[81.] Friedmann SB, Mason JW, Hamburg PA (1963) Urinary 17-hydroxycorticosteroid levels in parents of children with neoplastic disease: A study of chronic psychological stress. Psychosom Med 25: 364–376

[82.] Gale GD, Galloon S (1976) Lorazepam as a premedication. Can Anaesth Soc J 23: 22–27

[83.] Galster JV (1979) Über Zusammenhänge zwischen sozialen sowie psychologischen Merkmalen und dem Verhalten chirurgischer Patienten unter besonderer Berücksichtigung der Angstemotion. Inauguraldissertation, Fachbereich Philosophie, Universität Erlangen-Nürnberg

[84.] Galster JV, Druschky KF (1975) Bedingungen für Indikationsfragen zur Einschätzung des Patientenverhaltens. Ein Versuch der Quantifizierung der präoperativen psychischen Situation des chirurgischen Patienten. In: Rügheimer E (Hrsg) Kongreßbericht. Deutsche Gesellschaft für Anaesthesie und Wiederbelebung. Jahrestagung vom 2.–5. Oktober 1974 in Erlangen. Perimed, Erlangen, S 196–203

[85.] Galster JV, Spörl G (1979) Entwicklung einer Skala zur Quantifizierung transitorischer und habitueller Angstzustände. Neurol Psychiatr Prax 5: 223–226

[86.] Getto CJ (1980) Preoperative Depression. In: Guerra F, Aldrete JA (eds) Emotional and psychological responses to anesthesia and surgery. Grune & Stratton, New York

[87.] Goldstein MJ (1973) Individual differences in response to stress. Am J Community Psychol 1: 113–137

[88.] Gollnik PD (1973) Factors controlling glycogenolysis and lipolysis during exercise. In: Keul J (ed) Limiting factors of physical performance. Thieme, Stuttgart

[89.] Grabow L, Schubert F, Pyhel N, Eysenck HJ (1980) Postoperative Analyse des Opiatgebrauchs und seine Beziehung zu Persönlichkeitsfaktoren. Anästhesist 29: 464

[90.] Graffam S (1960) Care of the surgical patient. McGraw-Hill, New York

[91.] Graham LE, Conley EM, Myers E (1971) Evaluation of anxiety and fear in adult surgical patients. Nurs Res 20: 113–122

[92.] Graumann CF (1969) Einführung in die Psychologie, Bd 1: Motivation. Huber, Bern

[93.] Gruendemann BJ (1975) The impact of surgery on body image. Nurs Clin North Am 10/4: 635–643

[94.] Haag GP, Adamski JA (1978) Uncovering preoperative anxiety. JAMA 46: 615–621

[95.] Halpern LM (1977) The emperor's new clothes. Rational choice of preoperative medication. Anesthesiology 47: 239–240

[96.] Hamburg DA (1962) Plasma and urinary corticosteroid levels in naturally occuring psychologic stresses. Res Publ Assoc Res Nerv Ment Dis 40: 406

[97.] Hardi I (1968) Psychologie am Krankenbett. Urban & Schwarzenberg, München

[98.] Healy KM (1968) Does preoperative instruction make a difference. Am J Nurs 68/1: 62–65

[99.] Heidegger M (1963) Sein und Zeit. Niemeyer, Tübingen

[100.] Herrmann T (1976) Lehrbuch der empirischen Persönlichkeitsforschung. Hogrefe, Göttingen

[101.] Höfling S, Dworzak H, Butollo W, Neef W (1983) Der Angstprozeß unter verschieden hohen Thalamonaldosen zur Prämedikation. Anästhesist 32: 512–518

[102.] Horatz K, Schöntag G (1978) Die Angst des Patienten vor Narkose und Operation. Prakt Anaesth 13: 123–126

[103.] Hutschenreuter K (1978) Möglichkeiten und Grenzen der Aufklärung aus anästhesiologischer Sicht. Anästhesiol Inform 6

[104.] Isaacson RL (1974) The limbic system. Plenum, New York

[105.] Janis IL (1958) Psychological stress – psychoanalytic and behavioral studies of surgical patients. Academic Press, New York

[106.] Jaspers K (1948) Allgemeine Psychopathologie, 5. Aufl. Springer, Berlin Göttingen Heidelberg

[107.] Jeffries M (1970) Postoperative analgesia. Am Surg 36: 296

[108.] Johnson JE, Dabbs JM Jr, Leventhal H (1970) Psychosocial factors in the welfare of surgical patients. Nurs Res 19: 18–29

[109.] Karbastschi L (1983) Zusammenhänge zwischen subjektiven, physiologischen und verhaltensmäßig motorischen Merkmalen in der präoperativen Phase. Inauguraldissertation, Universität Heidelberg

[110.] Katkin ES (1975) Electrodermal lability: A psychophysiological analysis of individual differences in response to stress. In: Sarason IG, Spielberger CD (eds) Stress and anxiety. Hemisphere, Washington

[111.] Katz JL, Weiner H, Gallagher TF, Hellmann L (1970) Stress distress and ego defenses: Psychoendocrine response to impending breast tumor biopsy. Arch Gen Psychiatry 23: 131–142

[112.] Kawakami M, Seto K, Terasawa E, Yoshida K, Miyamoto T, Sekiguchi M, Hattori Y (1968) Influence of electrical stimulation and lesion in limbic structure upon biosynthesis of adrenocorticoid in the rabbit. Neuroendocrinology 3: 337–348

[113.] Kerekjarto M von (1976) Medizinische Psychologie. Springer, Berlin Heidelberg New York

[114.] Kierkegaards S (1844) Der Begriff Angst. Diederichs, Düsseldorf

[115.] Kimball CP (1969) Psychological responses to open heart surgery. Am J Psychiatry 126: 348–359

[116.] Knight RB, Atkins A, Eagle CJ et al. (1979) Psychological stress, ego defenses and cortisol production in children, hospitalized for elective surgery. Psychosom Med 41: 40–49

[117.] Knitza R, Clasen R, Theiss D, Lanz E (1979) Veränderungen im Kohlehydrat- und Fettstoffwechsel unter Spinal- und Neuroleptanästhesie und Operation. Regionalanästh 2: 63

[118.] Körner M (1954) Beitrag zur Beurteilung der psychischen Situation des Patienten vor der Operation. Anästhesist 3: 265–268

[119.] Kolouch FT (1962) Hypnosis and surgical convalescence. Arch Surg 85: 144–155

[120.] Korth M, Schmidt J (1969) Extrasystolen bei herzgesunden jungen Männern. Kreislaufforsch 59: 1

[121.] Krasberg B, Pfeiffer J (1978) Psychosomatik in der Anästhesie. Inauguraldissertation, Universität Mannheim/Heidelberg

[122.] Krohne HW (1974) Untersuchungen mit einer deutschen Form der Repression-Sensitization-Skala. Z Klin Psychol 3: 238–260

[123.] Krohne HW (1975) Angst und Angstverarbeitung. Kohlhammer, Stuttgart

[124.] Lang IM (1975) Limbic system involvement in the vagosympathetic arterial pressor response of the rat. M.S. thesis (Physiology and Biophysics). Tauple University, Philadelphia

[125.] Lang IM, Innes PL, Tansy MF (1975) Areas in the limbic system necessary to the aperation of the artenal pressure reflex in the rat (Abstract). Fed Proc 34: 420

[126.] Langer EJ, Janis IL, Wolfer JA (1975) Reduction of psychological stress in surgical patients. J Exp Soc Psychol 11: 155–165

[127.] Lazarus RS (1966) Psychological stress and the coping process. McGraw-Hill, New York

[128.] Lazarus RS, Averill JR (1966) Emotion and cognition: With special reference to anxiety. In: Spielberger CD (ed) Anxiety: Current trends in theory and research, vol 2. Academic Press, New York, pp 225–262

[129.] Lazarus RS, Averill JR, Opton EM (1970) Towards a cognitive theory of emotion. In: Arnold MB (ed) Feelings and emotions. The Loyola Symposium. Academic Press, New York, pp 207–232

[130.] Leigh JM, Walker J, Janaganathan P (1977) Effect of preoperative anaesthetic visit on anxiety. Br Med J II: 987–989

[131.] Levi L (ed) (1972) Stress and distress in response to psychosocial stimuli. Acta Med Scand [Suppl] 1: 528

[132.] Levi L (1972) Definition and evaluation of stress. In: Brinkhous KM (ed) Risc factors and diagnostic approaches. Schattauer, Stuttgart New York, p 2

[133.] Lewis MS, Gottesman D, Gutstein S (1979) The course and duration of crisis. J Consult Clin Psychol 47: 128–134

[134.] Lindemann CA (1971) Nursing intervention with the presurgical patient: Effectiveness and efficiency of group and individual preoperative teaching-phase two. Nurs Res 21: 196–209

[135.] Lindemann CA, Stetzer SL (1973) Effects of preoperative visits by operating room nurses. Nurs Res 22: 4–16

[136.] Lindsley DB (1957) Psychophysiology and motivation. In: Jones MR (ed) Nebraska symposium on motivation. Univ. of Nebraska Press, Lincoln

[137.] Lippmann RW, Möhlen K (1974) Einstellung Gießener Klinikärzte und Medizinstudenten zur Bedeutsamkeit des psychischen und sozialen Umfeldes für den Patienten. Psychother Med Psychol 24: 109–116

[138.] Louch CD, Higginbotham M (1967) The relation between social rank and plasma corticosterone levels in mice. Gen Comp Endocrinol 8: 441–444

[139.] Lowery B, Jacobsen B, Keane A (1975) Relationship of locus of control to preoperative anxiety. Psychol Rep 37: 1115–1121

[140.] Lucente FE, Fleck S (1972) A study of hospitalization. Anxiety in 408 medical and surgical patients. Psychosom Med 34/4: 304–312

[141.] Lutz H (1963) Prämedikation mit Triflupromazin. Med Welt 196: 1673

[142.] Lutz H (1984) Anästhesiologische Praxis. Springer, Berlin Heidelberg New York Tokyo

[143.] Madler C, Parth P (1984) Vigilanz nach Benzodiazepinapplikation – Neuropsychologische Untersuchungen nach Injektion von Flunitrazepam. Anästhesiol Intensivmed 25: 53–59

[144.] Mainzer F (1953) Über den Einfluß der Angst auf das Elektrokardiogramm. Med Klin 45: 1651–1654

[145.] Martinez-Urrutia A (1975) Anxiety and pain in surgical patients. J Consult Clin Psychol 43/4: 437–442

[146.] Mason JW (1968) A review of psychoendocrine research on the pituarity-adrenal cortical system. Psychosom Med 30: 576–607

[147.] Mason JW, Sachar EJ, Fishman JR (1965) Corticosteroid responses to hospital admission. Arch Gen Psychiatry 13: 1–8

[148.] Mason JW, Maher JT, Hartley LH, Mougey EH, Perlow MJ, Jones LG (1976) Selectivity of corticosteroid and catecholamine responses to various natural stimuli. In: Serban G (ed) Psychopathology of human adaption. Plenum, New York, pp 147–171

[149.] McHugh PR, Smith GP (1967) Plasma 17-OHCS response to amygdaloid stimulation with and without after discharges. Am J Physiol 212: 619–622

[150.] McReynolds P (1968) The assessment of anxiety: A survey of available techniques. In: McReynolds R (ed) Advances in psychological assessment, vol 1. Science & Behaviour, Palo Alto, pp 244–264

[151.] Menninger K (1934) Polysurgery and polysurgical addiction. Psychoanal Q 3: 173

[152.] Merkel G, Rehder H (1984) Der Einfluß des präoperativen psychischen Befindens auf Komplikationen, endokrine, metabolische und Kreislaufparameter bei Anwendung regionaler Anästhesieverfahren. Inauguraldissertation, Universität Heidelberg

[153.] Meyer MF (1933) That whale among the fishes – the theory of emotion. Psychol Rev 40: 292–300

[154.] Moberg GP, Scapagnini U, De Groot J, Ganong WF (1971) Effect of sectioning the fornix on diurnal fluctuation in plasma corticosterone levels in the rat. Neuroendocrinology 7: 11–15

[155.] Moruzzi G, Magoun HW (1949) Brain stem reticular formation and activation of the EEG. Electroencephalogr Clin Neurophysiol 1: 455–473

[156.] Müller G, Brandl M, Kraus G (1984) Psychometrie, Psychopathometrie und ihr Stellenwert in der Anästhesiologie. Poster 2. Intern. Erlanger Anästhesie-Symposion. 24.–26. 5. 1984

[157.] Nieschlag E, Wickings EJ (1975) A review of radioimmunoassay for steroids. J Clin Chem Clin Biochem 13: 261

[158.] Norris W, Baird WLM (1967) Preoperative anxiety, a study of the incidence and aetiology. Br J Anaesth 39: 503–509

[159.] Olgaard M, Madsen S (1976) Evaluation of a simple cortisol assay by proteinbinding techniques. Clin Biochem 9: 265

[160.] Ott H, Doenicke A, Abreß C, Fischl R, Hemmerling KG, Fichte K (1979) Lormetazepam bei präoperativen Schlafstörungen. Dosisabhängigkeit der Wirkung und Vergleich zu 100 mg Pentobarbital. Anästhesist 28: 29–35

[161.] Oyama T (1980) Influence of anaesthesia on the endocrine system. In: Stoeckel H, Oyama T (eds) Endocrinology in anaesthesia and surgery. Springer, Berlin Heidelberg New York

[162.] Parbrook GD, Dalrymple DG, Steel DF (1973) Personality assessment and postoperative pain and complications. J Psychosom Res 17: 277–285

[163.] Parkhouse J, Lambrechts W, Simpson BR (1961) The incidence of postoperative pain. Br J Anaesth 33: 345

[164.] Philbin DM, Wilson NE, Sokolowski J, Coggins C (1976) Radioimmunoassay of antidiuretic hormone during morphine anaesthesia. Can Anaesth Soc J 23: 290

[165.] Pichlmayr I, Lips U (1979) Pethidin-Effekte im Elektroencephalogramm. Studie an 16 Patienten. Anästhesist 28: 433–442

[166.] Pichlmayr I, Lips U (1980) Atropin-Effekte im Elektroencephalogramm. Studie an 16 Patienten. Anästhesist 29: 254–260

[167.] Pichlmayr I, Lips U (1980) Pethidin-Promethazin-Kombinationseffekte im Elektroencephalogramm. Studie an 16 Patienten. Anästhesist 29: 254–260

[168.] Pichlmayr I, Lips U (1980) EEG-Effekte der Prämedikation mit Thalamonal. Klinische Studie an 16 Patienten. Anästhesist 29: 360–365

[169.] Pichlmayr I, Lips U (1980) Diazepam-Effekte im Elektroencephalogramm. Klinische Studie an 16 Patienten. Anästhesist 29: 317–327

[170.] Pichlmayr I, Lips U (1980) Promethazin-Effekte im Elektroencephalogramm. Studie an 17 Patienten. Anästhesist 29: 18–25

[171.] Ramsay MAE (1972) A survey of preoperative fear. Anaesthesia 27/4: 396–402

[172.] Richter HE (1969) Patient-Familie. Entstehung, Struktur und Therapie von Konflikten in Ehe und Familie. Rowohlt, Reinbek

[173.] Ridder T, Schaetzle P (1982) Der Einfluß des präoperativen psychischen Befindens auf streßrelevante hormonelle, kardiovaskuläre und elektrokardiographische Parameter in der präoperativen Phase unter besonderer Berücksichtigung psychologischer Streßverarbeitungsmechanismen. Inauguraldissertation, Universität Heidelberg

[174.] Russo NJ, Kapp BS, Holmquist BK, Musty RE (1976) Passive avoidance and amygdala lesions: Relationship with pituitary-adrenal system. Physiol Behav 16: 191–199

[175.] Ryan DW (1975) A questionnaire survey of preoperative fears. Br J Clin Pract 29/1: 3–6

[176.] Sassenrath EN (1970) Increased adrenal responsiveness related to social stress in rhesus monkeys. Horm Behav 1: 238–298

[177.] Schachter S (1966) The interaction of cognitive and physiological determinants of emotional state. In: Spielberger CD (ed) Anxiety and behaviour. Academic Press, New York

[178.] Schlesinger HJ, Mumford E, Glass GV (1980) Effects of psychological intervention on recovery from surgery. In: Guerra F, Aldrete JA (eds) Emotional and psychological responses to anesthesia and surgery. Grune & Stratton, New York London Toronto Sydney San Francisco

[179.] Schmidt LR (1979) Psychologische Vorbereitung auf belastende medizinische Maßnahmen, die bei Bewußtsein erfolgen. Z Med Psychol 5: 229–252

[180.] Schmid-Schmidsfelsen V (1954) Zur Problematik der prä- und postoperativen psychologischen Beeinflussung. Vortrag, I. Öster. Kongreß für Anästhesiologie, 5. 9. 52 Salzburg. Anästhesist 2/3: 106–109

[181.] Schmitt FE, Wooldridge PJ (1973) Psychological preparation of surgical patients. Nurs Res 22: 108–116

[182.] Seeling W (1983) In: Dudziak R (Hrsg) Neuroleptanalgesie – Standort und aktuelle Bedeutung einer Anästhesiemethode. 2. Expertengespräch. Perimed, Erlangen

[183.] Seitz W, Kirchner E, Schaps D, Wagner T, Hesch RD (1982) Endokrine Reaktionsmuster im Verlauf der einphasigen Tramadol-N₂O-Kombinationsnarkose. Anästh Intensivther Notfallmed 17: 325–331

[184.] Selye H (1953) Einführung in die Lehre vom Adaptationssyndrom. Thieme, Stuttgart

[185.] Selye H (1974) Stress without distress. Lippincott, Philadelphia Pennsylvania

[186.] Shagass C (1954) The sedation treshold: A method for estimating tension in psychiatric patients. Electroencephalogr Clin Neurophysiol 6: 221–233

[187.] Shagass C (1956) Sedation treshold: A neurophysiological tool for psychosomatic research. Psychosom Med 18: 410–419

[188.] Sheffer MB, Greifenstein FE (1960) The emotional responses of patients to surgery and anesthesia. Anesthesiology 21: 502–507

[189.] Shipley RH, Butt JH, Horwitz B, Farbry JE (1978) Preparation for a stressful medical procedure. J Consult Clin Psychol 46: 499–507

[190.] Shipley RH, Butt JH, Horwitz EA (1979) Preparation to reexperience a stressful medical examination. J Consult Clin Psychol 47: 485–492

[191.] Siegenthaler W (Hrsg) (1976) Klinische Pathophysiologie, 3. Aufl. Thieme, Stuttgart, S 145, 364

[192.] Sime AM (1976) Relationship of preoperative fear, type of coping, and information received about surgery to recovery from surgery. J Pers Soc Psychol 34/4: 716–724

[193.] Spielberger CD (ed) (1966) Anxiety and behaviour. Academic Press, New York

[194.] Spielberger CD (1972) Current trends in theory and research on anxiety. In: Spielberger CD (ed) Anxiety. Current trends in theory and research, vol 1. Academic Press, New York, pp 3–19

[195.] Spielberger CD, Gorsuch RL, Lushene RE (1970) STA-Manual. Consulting Psychologists, Palo Alto

[196.] Sullivan HS (1953) The interpersonal theory of psychiatry. Norton, New York

[197.] Takki S, Tammisto T (1980) Effects of anaesthesia and surgery. In: Stoeckel H, Oyama T (eds) Endocrinology in anaesthesia and surgery. Springer, Berlin Heidelberg New York

[198.] Takki S, Tammisto T, Nikki P, Jäättela A (1972) Effects of laryngoscopy and intubation on plasma catecholamine levels during intravenous induction of anaesthesia. Br J Anaesth 44: 1323

[199.] Tammisto T, Jäättela A, Nikki P, Takki S (1971) Effect of pentazocine and pethidine on plasma catecholamine levels. Ann Clin Res 3: 33

[200.] Taylor J (1953) A personality scale of manifest anxiety. J Abnorm Soc Psychol 48: 285–290

[201.] Titchener JL, Levine M (1960) Surgery as a human experience. The psychodynamics of surgical practice. Oxford University Press, New York

[202.] Tolksdorf W (1981) Bemerkungen zur Arbeit von Pichlmayr u. Lips (1980) EEG-Effekte der Prämedikation mit Thalamonal. Klinische Studie an 16 Patienten – Anästhesist 29: 360–365; 30: 206–208

[203.] Tolksdorf W (1984) Der Angstprozeß unter verschieden hohen Thalamonaldosen zur Prämedikation. Bemerkungen zur Arbeit von Höfling S (1983) Anästhesist 32: 512; 33: 298–300

[204.] Tolksdorf W (1984) Psychometrische Untersuchungen unter I.V.-Benzodiazepinen. Sertürner Workshop, Einbeck 5.–7. Juli 1984

[205.] Tolksdorf W (1984) Das präoperative psychische Befinden. Fortschr Med 102/12: 56–342

[206.] Tolksdorf W, Berlin J, Bethke U, Nieder G (1981) Psychische und somatische Auswirkungen der Prämedikation mit Rohypnol, Thalamonal und Placebo in Kombination mit Atropin. Anaesth Intensivther Notfallmed 1: 1–4

[207.] Tolksdorf W, Grund R, Berlin J, Pfeiffer J, Rey ER (1981) Zur Risikoaufklärung vor Narkosen aus psychosomatischer Sicht. Anästh Intensivmed 9: 283

[208.] Tolksdorf W, Wolf M, Klimm J, Berlin J (1983) Midazolam i.m. zur Prämedikation. Wirkungen, Nebenwirkungen, Dosierung. In: Brückner JB (Hrsg) Kinderanästhesie (Prämedikation, Narkoseeinleitung) Springer, Heidelberg

[209.] Tolksdorf W, Merkel G, Rehder H, Rey ER, Berlin J (1984) Psychologische Aspekte der Spinalanästhesie. Anästhesist 33: 307–310

[210.] Tolksdorf W, Berlin J, Rey ER et al. (1984) Der präoperative Streß. Anästhesist 33: 212–217

[211.] Tolksdorf W, Berlin J, Petrakis N, Rey ER, Schmidt R (1984) Streßreduktion durch I.M.-Prämedikation mit sechs Einzelsubstanzen. Anästh Intensivther Notfallmed 19: 1–7

[212.] Tolksdorf W, Mittelstaedt S von, Kiss J, Müller W (1984) Plasmakatecholamin, Blutdruck- und Herzfrequenzverhalten nach Prämedikation mit Flunitrazepam, Triflupromazin, Atropin und Plazebo. Sertürner Workshop, Einbeck 5.–7. Juli 1984

[213.] Tolksdorf W, Wagener M, Schmidt R (im Druck) Hochdosiertes Thalamonal/Rohypnol zur Prämedikation. – Eine randomisierte Doppelblindstudie. Anästhesist

[214.] Tomkins SS (1962–63) Affect, imagery, consciousness. Springer, Berlin Göttingen Heidelberg

[215.] Troschke J von (1968) Die psychische Traumatisierung von Kleinkindern durch den Krankenhausaufenthalt und die Operation – und ihre Prävention. Prax Kinderpsychol Kinderpsychiatr 17: 113–120

[216.] Ullmann LP (1958) Clinical correlates of facilitation and inhibition of response to emotional stimuli. J Project Techn Pers Assess 22: 341–347

[217.] Ullrich R, Ullrich de Muynck R (1978) Emotionalitätsinventar. Pfeiffer, München

[218.] Ulsamer B, Eser A, Ott H, Doenicke A (1983) Präoperative Anxiolyse unter Lormetazepam und Thalamonal. Internationales Sertürner-Symposium, Göttingen, 15.–18. 6. 1983

[219.] Ulsamer B, Doenicke A, Ott H, Suttmann H (1983) Präoperative Anxiolyse mit Lormetazepam. Anästhesist 32: 304–312

[220.] Vaitl D (1978) Psychophysiologische Meßmethoden. In: Schmidt RL (Hrsg) Lehrbuch der Klinischen Psychologie. Enke, Stuttgart

[221.] Vernon DT, Bigelow DA (1974) Effects of information about a potentially stressful situation on responses to stress impact. J Pers Soc Psychol 29: 50–59

[222.] Wadeson RW, Mason JW, Hamburg DA, Handlon JH (1963) Plasma and urinary 17-OHCS responses to motion pictures. Arch Gen Psychiatry 9: 146

[223.] Weidler B, Bormann B von, Lennartz H, Dennhardt R, Hempelmann G (1981) Plasma-ADH-Spiegel als perioperativer Streßparameter. I. Mitteilung. Anästh Intensivther Notfallmed 16: 315

[224.] Weidler B, Bormann H von, Lennartz H, Dennhardt R, Hempelmann G (1981) Vergleichende Untersuchungen über die intraoperative Schmerz- und Streßausschaltung unter verschiedenen Narkoseverfahren an Hand des Plasma-ADH-Spiegels. Kongreßband ZAK 1981

[225.] Weinberger DA, Schwartz GE, Davidson RJ (1979) Low-anxious, high-anxious, and repressive coping styles: psychometric patterns and behavioural and physiological responses to stress. J Abnorm Psychol 88/14: 369–380

[226.] Weissauer W (1977) Der Anästhesist und das Recht. In: Benzer H, Frey R, Hügin W, Mayrhofer O (Hrsg) Lehrbuch der Anästhesiologie, Reanimation und Intensivtherapie. Springer, Berlin Heidelberg New York

[227.] Weissberg MP (1980) Suicide and surgery. In: Guerra F, Aldrete JA (eds) Emotional and psychological responses to anesthesia and surgery. Grune & Stratton, New York London Toronto Sydney San Francisco

[228.] Williams JGL, Jones JR, Williams B (1969) A physiological measure of preoperative anxiety. Psychosom Med 31/6: 522−527

[229.] Williams JGL, Jones JR, Workhoven MN, Williams B (1975) The psychological control of preoperative anxiety. Psychophysiology 12/1: 50−54

[230.] Wilson WE (1969) Preoperative anxiety and anesthesia: their relation. Anesth Analg (Cleve) 48: 605−611

[231.] Wolf M (1981) Selbstbeurteilung und Fremdbeurteilung der intramuskulären Prämedikation mit Midazolam (Ro 21-3981) im Vergleich mit Placebo − Eine Doppelblindstudie. Dissertation, Universität Mannheim

[232.] Wolfer JA (1973) Definition and assessment of surgical patients welfare and recovery. Nurs Res 22/15: 394−401

[233.] Wolfer JA, Davies CE (1970) Assessment of surgical patients preoperative emotional condition and postoperative welfare. Nurs Res 19/5: 402−414

[234.] Wolff CT, Hofer MA, Mason JW (1964) Relationship between psychological defenses and mean urinary 17-OHCS excretion rates: Part I: A predictive study of parents of children with leukemia. Psychosom Med 26: 576−591

[235.] Youngs DD, Wise TN (1976) Preparing a patient for surgery: Consent, information and emotional support. Clin Obstet Gynecol 1912: 431−448

[236.] Zentai A (1983) In: Dudziak R (Hrsg) Neuroleptanalgesie − Standort und aktuelle Bedeutung einer Anästhesiemethode. 2. Expertengespräch. Perimed, Erlangen

[237.] Zwerling I, Titchener J, Gottschalk L, Levine M, Culbertson W, Cohen SF, Silver H (1955/56) Personality disorder and the relationship of emotion to surgical illness in 200 surgical patients. Am J Psychiatry 112: 270

120